あなたの外来で始める 下肢静脈瘤治療

【監修】細川 亙　［JCHO大阪みなと中央病院長］

【編著】波多 祐紀　［JCHO大阪病院形成外科］

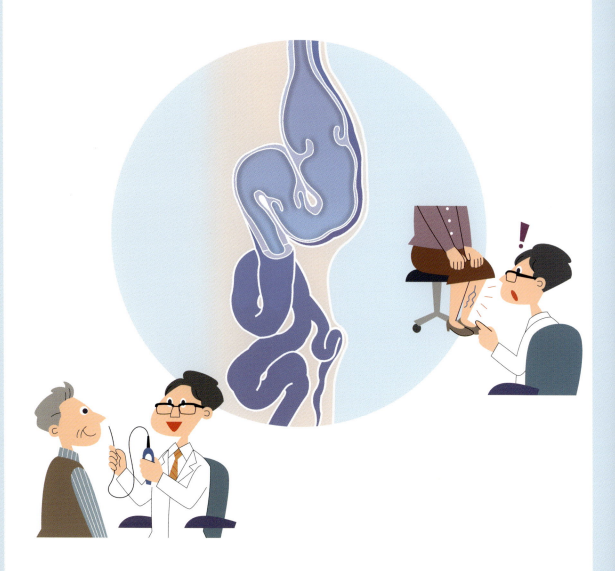

克誠堂出版

謹 告

- ■本書に記載の製品名・薬剤名・会社名等は2018年12月現在のものです。
- ■本書に記載されている治療法に関しては，発行時点における最新の情報に基づき，正確を期するよう，著者ならびに出版社は最善の努力を払っております．しかし，医学的知識は常に変化しています．本書記載の治療法・医薬品・疾患への適応等が，その後の医学研究や医学の進歩により本書発行後に変更され，記載された内容が正確かつ完全でなくなる場合もございます．

　したがって，読者自らが，メーカーが提供する最新製品情報を常に確認することをお勧めします．また，治療にあたっては，機器の取扱いや疾患への適応，診療技術等に関して十分考慮されたうえ，常に細心の注意を払われるようお願い致します．
- ■治療法・医薬品・疾患への適応等による不測の事故に対して，著者ならびに出版社はいかなる責務も負いかねますので，何卒ご了承下さい．

執筆者一覧
(執筆順)

此枝　央人	東京女子医科大学形成外科
長谷川宏美	同愛記念病院形成外科
立花　隆夫	大阪赤十字病院皮膚科
林　　忍	横浜血管クリニック
山本　崇	やまもと静脈瘤クリニック
榊原　直樹	江戸川病院心臓血管外科・下肢静脈瘤センター
白方　秀二	京都鞍馬口医療センター血管外科
柳沢　曜	柳沢形成外科
黒川　正人	熊本赤十字病院形成外科
田代　秀夫	ユーカリ血管クリニック
草川　均	松阪おおたクリニック
菰田　拓之	岐阜ハートセンター
波多　祐紀	JCHO大阪病院形成外科

刊行にあたって

　下肢静脈瘤は古代の記録にも残る疾病で，直立歩行を始めた人類の宿命の病いであるのかもしれません。そして今後は健康寿命の延長ととともに，人生において直立する年月が長くなればなるほど，益々罹患率が上昇していくことでしょう。そういう意味では，古典的でありながら極めて現代的，さらには未来的な疾患であるともいえます。

　下肢静脈瘤は古くからある疾患ですが，特に近年，エコーでの診断やレーザー機器による血管内治療など，診断や治療において劇的な変化が起こりました。しかし，レーザー機器による血管内焼灼術が2011年に保険収載された後も，より優れたレーザー機器の登場や高周波を用いた装置の出現など医療技術の進歩は著しく，日々の知識の更新が欠かせない分野です。この変化に対応して雑誌「形成外科」では，2014年に「下肢静脈瘤に対する診断・治療の最前線」，2016年には「レーザー普及後の下肢静脈瘤治療」と2回の特集を組みましところ大変好評で，書籍化を求める声が多数寄せられました。

　これまでも下肢静脈瘤関係の成書は少なからずありましたが，既刊本の多くは下肢静脈瘤専門施設による「一子相伝の指南書・指導書」としての性格が強く，下肢静脈瘤を取り巻く現状や今後の展望までを俯瞰的に扱った書籍は見当たりません。そこで，前述の2つの特集からさらに新知見に基づいた加筆・修正を加え，本書を出版する運びとなりました。これまでのように単一の哲学を伝授するバイブルとは異なり，読めば各分野に関して気鋭の先生方と同じ視野が得られる「深く広く，一歩先を知ることができる書」を目指しました。

　書籍化にあたっては2つの工夫を加えました。1つめは，IT時代に対応して，一部の図をスマホの動画で見られるようにしたことです。「百聞は一見にしかず」をぜひその目でお確かめください。2つめは，忙しい外来で説明を楽に進められるよう，説明用図譜を付録として用意したことです。同じく効率化のために用意した検査・手術記録用紙の例と併せてご利用ください。

ベテラン医師も，これから参入しようとする医師も，ナースやパラメディカルも，それぞれの分野でそれぞれの立場で，今後増え続けるであろう下肢静脈瘤という国民病との戦いに勝利していただくための一助となれば幸いです．

2018年12月

大阪大学名誉教授・JCHO大阪みなと中央病院長

細川　亙

JCHO大阪病院形成外科

波多　祐紀

目次

- 刊行にあたって…細川　亙，波多祐紀／iv
- AR機能の使い方／viii

I 外来での管理

- 日米の診療ガイドライン—Society for Vascular Surgeryおよび American Venous Forumからの提言—……………………此枝　央人／2
- エコー診断と記録……………………………………………長谷川宏美／12
- 圧迫療法を正しく理解する…………………………………立花　隆夫／22
- 下肢静脈瘤に伴う愁訴に対する漢方薬の有用性……………林　忍／34

II 逆流本幹の治療

- 波長1470nmレーザーおよび高周波治療機器の治療成績……山本　崇／44
- 血管内焼灼術の手技：私の方法……………………………山本　崇／54
- 非焼灼治療—シアノアクリレートによる血管内塞栓術—……榊原　直樹／68
- ストリッピング手術の役割…………………………………白方　秀二／86

III 局所的な逆流の治療

- 一般的なフォーム硬化療法………………………柳沢　曜，黒川　正人／98
- 可視化硬化療法………………………………………………田代　秀夫／108
- 不全穿通枝の処理……………………………………………草川　均／116

IV 重症例・困難症例

- ■難治性潰瘍を伴う重症例の治療戦略……………………………菰田　拓之／128
- ■静脈奇形への対応………………………………………………………波多　祐紀／140

資料・サンプル集

- ■サンプル①：患者説明用紙(1)-あなたの今の静脈瘤【路線図】／155
- ■サンプル②：患者説明用紙(2)-タイプ別・重症度別の分類／156
- ■サンプル③：患者説明用紙(3)-血管内治療のようす／157
- ■サンプル④：エコー記録用紙／158
- ■サンプル⑤：手術記録用紙(血管内焼灼術)／159

- ●事項索引／160
- ●監修者・編者紹介／162

AR機能の使い方

本書では，というアイコンが付いた写真に
スマートフォンやタブレットのカメラをかざすだけで，動画を見ることができます！
端末に専用のアプリをダウンロードすれば使用できます。
ARアプリにはさまざまなものがありますが，本書では「COCOAR 2」を採用しています。

❶ まず「COCOAR 2」をダウンロードする

「App Store」や「Playストア」から「COCOAR 2」を検索し，ダウンロードします。

※「COCOAR」には，「COCOAR」と「COCOAR 2」の2つがありますが，本書では「COCOAR 2」をダウンロードして下さい。

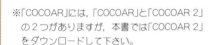

❷「COCOAR 2」を起動する

ダウンロードが完了したら，アイコンをタップしてアプリを起動します。
カメラの「SCAN」マークが出てくるので，マークをタップしてスキャンモードにします。

※アプリを起動する際にカメラへのアクセスを求められることがあります。

❸「▶AR」のアイコンが付いた写真をスキャンする

「▶AR」のアイコンの付いた写真をスキャンすると，2～10秒程で動画が始まります。

「▶AR機能」のアイコン

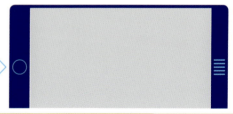

※本書では，AR機能に対応した写真には，わかりやすくするために，上記のようにピンク色のフレームで囲み「▶AR」のアイコンを付しています。
※スキャン画面のフレームに写真全体が収まるように，カメラの距離を調整して下さい。
※写真をスキャンする際は，明るい場所で正面からスキャンして下さい。スマホ等の端末を縦にかざしても読み込めない際は，横にしてお試し下さい。
※通信環境によっては動画の読み込みに時間がかかったり，写真を認識できなかったりする場合があります。極力通信環境の良いところでご使用下さい。
※推奨環境は，Android：4.0以上，iOS：10.0以上（iPhone, iPad, iPod touchに対応）です（ただし，一部機種によっては動画を読み込めない場合もございます）。
※「COCOAR 2」の使用方法につきましては，以下のURLでも確認できます。
https://www.youtube.com/watch?v=n1cPyXFQbX4
★事前の予告なくサポートを修了する場合もございますので，動画の再生ができなくなった際は，弊社：克誠堂出版（株）（Tel：03-3811-0995）までお問い合わせ下さい。

I 外来での管理

- 侵襲的治療の有無・前後にかかわらず，下肢静脈瘤診療の主な「現場」は外来である．本章で触れる診療ガイドラインとエコー診断の知識は必須といえよう．
- また，侵襲的治療の適応例であっても，さまざまな理由により治療待機状態のまましばらく管理を続けなければならないことがある．効果のないまま漫然と行うことのないよう，圧迫療法および漢方薬の正しい知識を得ておきたい．

日米の診療ガイドライン― Society for Vascular Surgery および American Venous Forum からの提言―

エコー診断と記録

圧迫療法を正しく理解する

下肢静脈瘤に伴う愁訴に対する漢方薬の有用性

I 外来での管理

日米の診療ガイドライン
―Society for Vascular Surgery および American Venous Forum からの提言―

此枝央人

KEY SENTENCE
- 米国では2011年に，慢性静脈不全に対する診断・分類・治療についてのガイドラインが発行された。
- 近年，わが国でも「下腿潰瘍・下肢静脈瘤診断ガイドライン」および「下肢静脈瘤血管内治療ガイドライン」が発行された。
- これらのガイドラインには診断方法・治療方法にいくつかの相違が見られる。

はじめに

「慢性静脈不全」に対する診断法として近年，デュプレックス超音波検査が普及し，また治療法についてもストリッピング手術からレーザー治療[1)2)]，ラジオ波[3)]，フォーム硬化療法[4)] などの血管内治療に取って代わりつつある。また，これらの短・中期的な治療効果については以前の治療法と同等な成績が報告されている[5)〜7)]。

本稿では，2011年に発行されたGloviczkiら[8)] によるSociety for Vascular Surgery および American Venous Forum のガイドライン委員会により作成された報告をもとに，現在の米国における下肢静脈瘤に対する診断・治療について述べる。

また，近年，わが国でも下肢潰瘍や血管内治療に特化した下肢静脈瘤治療のガイドラインも策定されているので，これらのガイドラインとの比較についてもふれる。

A ガイドラインの抜粋

当ガイドラインにおいては，以下の項目と内容について推奨されている。なお，ガイドラインによる推奨度は1A, 1B, 1C, 2A, 2B, 2C に分かれている（表1）。

1 理学所見

表1 ガイドラインの推奨度

Grade（推奨度）	ABC（エビデンスレベル）
1　強く勧める	A　high-quality
2　勧める	B　moderate-quality
	C　low-quality

慢性静脈病変の検査においては視診（毛細血管拡張，静脈瘤，浮腫，色素沈着，corona phlebectica，皮膚脂肪硬化症，静脈性潰瘍），触診（索状物，静脈瘤，圧痛，硬結，逆流，拍動，鼠径または腹部腫瘤），触診（血管雑音）および足関節可動域制限の有無について診察を行うことを勧めている。また，刺痛，疼痛，灼熱感，筋痙攣，浮腫，拍動の自覚，だるさ，かゆみなどの症状についても問診を行うべきとしている（Grade 1A）。

2 デュプレックス超音波検査

1）慢性静脈疾患を有する患者においては，深部および表在静脈についてデュプレックス超音波検査による詳細な検査を勧めている。これは安全で，非侵襲的であり，安価であり，信頼性も高い（図1）（Grade 1A）。

2）デュプレックス超音波検査においては，可視化，圧縮性，逆流時間を含めた静脈の流れ，静脈負荷（Valsalva法など）の4点について検査をする（Grade 1A）。

3）弁不全の診断をする際は，患者を立位として，Valsalva法または，用手または圧迫カフ法を用いて行う[9]（図2）。総大腿静脈，saphenaofemoral junction（以下，SFJ）においてはValsalva法を，それより末梢の静脈においては用手または圧迫カフ法を行う（Grade 1A）[9]。

4）大腿静脈・膝窩静脈においては逆流時間1秒以上，大伏在静脈（great saphenous vein：GSV），小伏在静脈（small saphenous vein：以下，SSV），腓腹静脈，深大腿静脈，脛骨静脈，穿通枝については逆流時間0.5秒以上で弁不全と診断する（Grade 1B）[10]。

5）慢性静脈不全の患者において，穿通枝に対するデュプレックス超音波検査は必要に応じて行う。「病的

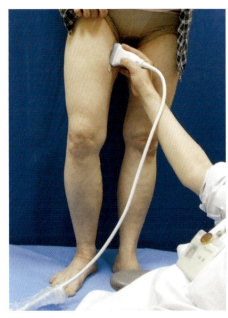

図1 デュプレックス超音波検査の実際
検査をしない足に重心をかけるよう患者に指示し，検査をしている部位より末梢側を圧迫する。

I 外来での管理

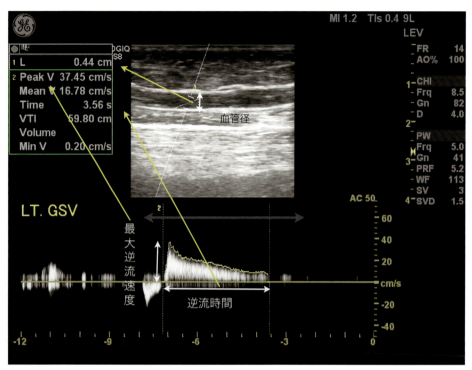

図2　デュプレックス超音波検査による各種パラメータ
　血管径，逆流時間，最大逆流速度，平均逆流速度などがわかる。逆流時間は大腿静脈・膝窩静脈で1秒以上，その他の静脈では0.5秒以上を静脈不全と定義している。

な」穿通枝の定義は逆流時間0.5秒以上，血管径が3.5 mm以上かつ潰瘍形成または潰瘍後瘢痕下に存在する穿通枝とする（Grade 1B）[10]。

3 容積脈波検査

　1）CEAP分類C2のような単純な静脈瘤について，容積脈波検査は必要時のみ行う（Grade 2C）。
　2）重度の慢性静脈疾患（CEAP分類C3〜C6）においてデュプレックス超音波検査では病態生理における決定的な情報が得られない場合に非侵襲検査として行う（Grade 1B）。
　3）静脈瘤および重度の慢性静脈疾患においてCT，MRI，静脈造影，血管内エコー検査は全症例に行う必要はなく，閉塞起点などの評価の際に行う。

4 画像検査

　静脈瘤および重度の慢性静脈疾患においてCT venography，静脈造影，MR venography，血管内超音波検査を選択的に行う。ただし，血栓後遺症や外腸骨静脈血栓症，May-Thurner症候群（左総腸骨静脈が右腸骨動脈に圧排され同静脈の狭窄を来たす病態），骨盤内うっ血症候群（卵巣静脈，内腸骨静脈での静脈

不全による下腹部の疼痛，だるさを認める病態），クルミ割り現象（左腎静脈が下大静脈に合流する途中で腹大動脈と上腸間膜動脈に圧迫される現象），血管奇形，血管腫，静脈損傷についてはその限りではなく，手術や血管内治療を考慮する（Grade 1B）[11)12)]。

5 血液検査

繰り返す深部静脈血栓，若年者における静脈血栓，まれな部位での静脈血栓症を生じた患者に対して血栓形成傾向の評価を行う。また，長期にわたる静脈性潰瘍や全身麻酔による慢性静脈疾患の治療の際も血液検査は必要となる（Grade 1B）。

6 分類

1）CEAP 分類（表2）[13)]は慢性静脈疾患患者に使用する。簡便な CEAP 分類は日常臨床にて，詳細な CEAP 分類は臨床研究にて用いる（Grade 1A）[8)]。

2）一次性静脈瘤，二次性静脈瘤，静脈奇形はおのおの病態および治療が異なるため，各疾患は区別して扱う（Grade 1B）。

3）CEAP 分類の記載方法

有症状の静脈瘤および足関節部に潰瘍後瘢痕や色素沈着がある患者で，大伏在静脈全長にわたる静脈不全および穿通枝不全がある場合の症例では，以下のように記載する。

・簡便 CEAP では「$C_{5,s}E_pA_{s,p}P_r$」
・詳細 CEAP では「$C_{2,4a,5,s}E_pA_{s,p}P_{r2,3,18}$」〔P の後方の数字は venous anatomical segment classification（表3）による罹患静脈の数字である〕。

7 治療効果の判定

1）慢性静脈不全の治療効果判定として venous clinical severity score（以下，VCSS）[14)]を用いる（Grade 1B）（表4）。

2）quality of life を評価するためには，疾患専用の慢性静脈疾患の重症度および患者報告アウトカムを用いる[15)〜17)]（Grade 1B）。

3）有症状および再発静脈瘤に対する治療後の経過観察にはデュプレックス超音波検査を使用する（Grade 1B）[17)]。

4）治療に関連した合併症は大小にかかわらず報告する（Grade 1B）。

8 薬物療法

日本では認可されていないため省略する。

表2 CEAP分類

1. clinical classification	
C0	視診，触診で静脈疾患は認めない
C1	毛細血管拡張症，クモの巣状血管腫
C2	静脈瘤
C3	浮腫
C4a	色素沈着±湿疹
C4b	皮膚脂肪硬化症
C5	潰瘍後瘢痕
C6	静脈うっ滞性潰瘍
Cs	有症状（疼痛など）
CA	無症状
2. etiological classification	
Ec	先天性
Ep	一次性
Es	二次性（血栓後遺症）
En	病因不明
3. anatomic classification	
As	表在静脈
Ap	穿通枝
Ad	深部静脈
An	部位不明
4. pathophysiologic classification	
Pr	逆流
Po	閉塞
Pr, o	逆流および閉塞
Pn	病態生理不明

(Eklöf B, et al: Revision of the CEAP classification for chronic venous disorders: consensus statement. J Vasc Surg 40: 1248-1252, 2004 より引用改変)

表3 venous anatomical segment classification

superficial veins	
1	毛細血管拡張症／クモの巣状血管腫
2	大伏在静脈（膝上）
3	大伏在静脈（膝下）
4	小伏在静脈
5	伏在静脈以外の静脈
deep veins	
6	下大静脈
7	総腸骨静脈
8	内腸骨静脈
9	外腸骨静脈
10	骨盤内静脈
11	総大腿静脈
12	深大腿静脈
13	大腿静脈
14	膝窩静脈
15	下腿静脈（前脛骨，後脛骨，腓骨静脈）
16	筋静脈（腓腹静脈ヒラメ静脈，その他）
perforator veins	
17	大腿穿通枝静脈
18	下腿穿通枝静脈

(Eklöf B, et al: Revision of the CEAP classification for chronic venous disorders: consensus statement. J Vasc Surg 40: 1248-1252, 2004 より引用改変)

9 圧迫療法

1) 有症状の静脈瘤に対して中等度の圧（20〜30 mmHg）による圧迫療法を行う（Grade 2C）[18]。

2) 伏在静脈切除および焼灼療法を考慮する有症状静脈瘤に対して圧迫療法を初回治療として行うことを推奨しない（Grade 1B）[19]。

3) 静脈潰瘍治癒瘢痕に対する治療は，まずは圧迫療法を行う（Grade 1B）[20]。

4) 静脈潰瘍の再発予防として，表在静脈切除に加え圧迫療法を行う（Grade 1A）[20]。

10 手 術

1) 大伏在静脈不全に対して高位結紮術および膝部までのストリッピング手術を勧める（Grade 2B）[21]。

2) 血腫形成や浮腫および術後疼痛を減らすために術後圧迫療法を行う。C2症例における圧迫療法の期間は1週間である（Grade 1B）。

表4 VCSS

	none：0	mild：1	moderate：2	severe：3
疼痛	なし	時々認める	毎日認めるが生活に支障なし	毎日認め生活に支障を生じる
静脈瘤	なし	corona phlebectica など	大腿または下腿に限局	大腿，下腿とも認める
浮腫	なし	足，足関節まで	膝下まで	膝より中枢に及ぶ
色素沈着	なし	足関節部のみ	下腿1/3に及ぶ	下腿1/3以上
炎症	なし	足関節部のみ	下腿1/3に及ぶ	下腿1/3以上
硬結	なし	足関節部のみ	下腿1/3に及ぶ	下腿1/3以上
うっ滞性潰瘍				
罹患期間	なし	3カ月以内	3～12カ月	12カ月以上
大きさ	なし	2cm以内	2～6cm	6cm以上
圧迫療法	なし	時々使用	ほぼ毎日使用	毎日使用

(Rutherford RB, et al: Outcome assessment in chronic venous disease. Handbook of Venous Disorders: Guidelines of the American Venous Forum (3rd ed), edited by Gloviczki P, pp684-693, Hodder Arnold, London, 2009 より引用改変)

[*1] 逆流様式をType 1～4に分類し，逆流様式により静脈結紮および瘤切除のみを行い伏在静脈を温存する手術方法。CHIVA techniqueはストリッピング手術と比較し良好な結果が示されているが，手技が複雑で経験が必要となる[1]。

[*2] ストリッピング手術を行わず，瘤切除のみを行い伏在静脈を温存する手術方法。

[*3] 低濃度大量浸潤麻酔用の針先に光源が付いている機器を用いて，皮下より静脈瘤を照らし瘤切除を行う手技のこと。

3) SSV不全に対する治療として膝窩部（saphenopopliteal junction より3～5cm遠位）での高位結紮，および静脈不全部位を含めたストリッピング手術を行う（Grade 1B）。

4) 静脈性潰瘍の再発予防として，圧迫療法に加え静脈不全を伴う表在静脈の治療を行う（Grade 1A）[20]。

5) 静脈瘤単独の患者に対しては，症例によっては the ambulatory conservative hemodynamic treatment of varicose vein（CHIVA）technique[*1] を用いた伏在静脈温存を勧める（Grade 2B）[22]。

6) 静脈瘤単独の患者に対しては，症例によっては the ambulatory selective varicose vein ablation under local anesthesia（ASVAL）procedure[*2] を用いた伏在静脈温存を勧める（Grade 2C）[23]。

7) 静脈瘤治療として外来通院での静脈切除および伏在静脈除去（静脈切除と同時または別の日に施行）を行う。全身麻酔を用いる際は静脈切除と伏在静脈除去を同時に行う（Grade 1B）。

8) 低濃度大量浸潤麻酔下での transilluminated powered phlebectomy[*3] は瘤切除術の代替治療になり得ると思われる（Grade 2C）[24]。

9) 再発静脈瘤の治療として，病態に合わせて高位結紮，瘤切除術，硬化療法，血管内焼灼治療を用いることを勧める（Grade 2C）。

11 血管内焼灼治療

1) 血管内焼灼治療（レーザーおよびラジオ波）は伏在静脈不全の治療として安全で効果的である（Grade 1B）[25]。

2) 療養期間の短縮および疼痛の減弱のため，open surgery より血管内焼灼治療を推奨する（Grade 1B）[26]。

12 硬化療法

1) 毛細血管拡張症，クモ状血管腫，静脈瘤の治療として液状またはフォーム硬化療法を推奨する（Grade 1B）[27]。
2) 伏在静脈不全の治療としては硬化療法より血管内焼灼治療を推奨する[28]。

13 穿通枝治療

1) 単純な静脈瘤（CEAP C2）における穿通枝不全の治療は症例を選んで行う（Grade 1B）[29]。
2) 「病的な」穿通枝不全とは，逆流時間が0.5秒以上かつ血管径が3.5 mm以上かつ静脈性潰瘍または潰瘍治癒瘢痕（CEAP C5～C6）直下に存在する条件を満たすものであり，そのような穿通枝に対して治療すること（Grade 2B）[30,31]。
3) 「病的な」穿通枝の治療として，内視鏡的筋膜下穿通枝結紮術や超音波ガイド下硬化療法または血管内焼灼治療を用いることを勧める（Grade 2C）[32]。

B わが国における下肢静脈瘤ガイドラインとの比較

　近年，わが国では主に2編の下肢静脈瘤治療のガイドラインが発行された[33,34]。日本皮膚科学会による「下肢潰瘍・下肢静脈瘤診断ガイドライン」と，日本静脈学会による「下肢静脈瘤に対する血管内治療のガイドライン」である。

　日本皮膚科学会による「下肢潰瘍・下肢静脈瘤診断ガイドライン」によると，下肢潰瘍の診断としてドップラー聴診による伏在静脈不全の診断を推奨している。静脈不全による下腿潰瘍であると診断された場合，伏在静脈治療（手術または血管内治療）および圧迫療法の併用を推奨している。ただし，伏在静脈治療に先立ちカラードップラーエコー検査，造影CT，MRI静脈撮影，もしくは下肢静脈造影検査などから深部静脈不全の有無を確認し，深部静脈不全を認める場合は伏在静脈治療を行わないよう推奨している。これに対し，米国においては静脈不全の診断としてデュプレックス超音波検査を推奨していることと，「病的な」穿通枝を静脈潰瘍もしくは潰瘍瘢痕下に認める場合，穿通枝治療を行うことを推奨していることが主な相違点である。

　さらに，2014年にAmerican Venous Forumより下肢静脈潰瘍の治療ガイドラインも別途発行されている[35]。同ガイドラインでは深部静脈不全を伴う下肢静脈潰瘍の治療についても言及しており，それらに対しては深部静脈への弁形成，またはバイパス手術による血行再建を推奨している。

　また，日本静脈学会による「下肢静脈瘤に対する血管内治療のガイドライン」[34]は，レーザーおよびラジオ波による血管内焼灼治療，およびカテーテルを用いた

伏在静脈本幹への硬化療法に焦点を当てて治療方法を紹介している。これら3つの治療の適応および治療方法がよくまとまっており，血管内治療を理解するうえで有用と思われる。

まとめ

2011年に報告された米国における下肢静脈瘤に対する診断・治療のガイドラインについて報告した。ガイドラインは2011年時点でのエビデンスをもとに作成されている。

● 引用文献

1) Hoggan BL, Cameron AL, Maddern GJ: Systematic review of endovenous laser therapy versus surgery for the treatment of saphenous varicose veins. Ann Vasc Surg 23: 277-287, 2009
2) Mundy L, Merlin TL, Fitridge RA, et al: Systematic review of endovenous laser treatment for varicose veins. Br J Surg 92: 1189-1194, 2005
3) Luebke T, Gawenda M, Heckenkamp J, et al: Meta-analysis of endovenous radiofrequency obliteration of the great saphenous vein in primary varicosis. J Endovasc Ther 15: 213-223, 2008
4) Jia X, Mowatt G, Burr JM, et al: Systematic review of foam sclerotherapy for varicose veins. Br J Surg 94: 925-936, 2007
5) Leopardi D, Hoggan BL, Fitridge RA, et al: Systematic review of treatments for varicose veins. Ann Vasc Surg 23: 264-276, 2009
6) Murad MH, Coto-Yglesias F, Zumaeta-Garcia M, et al: A systematic review and meta-analysis of the treatments of varicose veins. J Vasc Surg 53: 51S-67S, 2011
7) Meissner MH, Gloviczki P, Bergan J, et al: Primary chronic venous disorders. J Vasc Surg 46: 54S-67S, 2007
8) Gloviczki P, Comerota AJ, Dalsing MC, et al: The care of patients with varicose veins and associated chronic venous diseases: clinical practice guidelines of the Society for Vascular Surgery and the American Venous Forum. J Vasc Surg 53: 2S-48S, 2011
9) Markel A, Meissner MH, Manzo RA, et al: A comparison of the cuff deflation method with Valsalva's maneuver and limb compression in detecting venous valvular reflux. Arch Surg 129: 701-705, 1994
10) Labropoulos N, Tiongson J, Pryor L, et al: Definition of venous reflux in lower-extremity veins. J Vasc Surg 38: 793-798, 2003
11) Neglen P, Raju S: Intravascular ultrasound scan evaluation of the obstructed vein. J Vasc Surg 35: 694-700, 2002
12) Reed NR, Kalra M, Bower TC, et al: Left renal vein transposition for nutcracker syndrome. J Vasc Surg 49: 386-393, 2009
13) Eklöf B, Rutherford RB, Bergan JJ, et al: Revision of the CEAP classification for chronic venous disorders: consensus statement. J Vasc Surg 40: 1248-1252, 2004
14) Rutherford RB, Moneta GL, Padberg FT Jr, et al: Outcome assessment in chronic venous disease. Handbook of Venous Disorders: Guidelines of the American Venous Forum (3rd ed), edited by Gloviczki P, pp684-693, Hodder Arnold, London, 2009
15) Vasquez MA, Wang J, Mahathanaruk M, et al: The utility of the Venous Clinical Severity Score in 682 limbs treated by radiofrequency saphenous vein ablation. J Vasc Surg 45: 1008-1014, 2007
16) Vasquez MA, Rabe E, McLaffertyt RB, et al: Revision of the venous clinical severity score: venous outcomes consensus statement: special communication of the American Venous Forum Ad Hoc Outcomes Working Group. J Vasc Surg 52: 1387-1396, 2010
17) Kundu S, Lurie F, Millward S, et al: Recommended reporting standards for endovenous ablation for the treatment of venous insufficiency: joint statement of the American Venous Forum and the Society of Interventional Radiology. J Vasc Surg 46: 582-589, 2007

18) Amsler F, Blattler W: Compression therapy for occupational leg symptoms and chronic venous disorders: a meta-analysis of randomised controlled trials. Eur J Vasc Endovasc Surg 35: 366-372, 2008
19) Michaels JA, Campbell WB, Brazier JE, et al: Randomised clinical trial, observational study and assessment of cost-effectiveness of the treatment of varicose veins (REACTIV trial). Health Technol Assess 10: 1-196, 2006
20) Barwell JR, Davies CE, Deacon J, et al: Comparison of surgery and compression with compression alone in chronic venous ulceration (ESCHAR study): randomised controlled trial. Lancet 363: 1854-1859, 2004
21) Rasmussen LH, Bjoern L, Lawaetz M, et al: Randomised clinical trial comparing endovenous laser ablation with stripping of the great saphenous vein: clinical outcome and recurrence after 2 years. Eur J Vasc Endovasc Surg 39: 630-635, 2010
22) Mowatt-Larssen E, Shortell C: Conservative hemodynamic surgery for varicose veins. Semin Vasc Surg 23: 118-122, 2010
23) Pittaluga P, Chastanet S, Rea B, et al: Midterm results of the surgical treatment of varices by phlebectomy with conservation of a refluxing saphenous vein. J Vasc Surg 50: 107-118, 2009
24) Passman M: Transilluminated powered phlebectomy in the treatment of varicose veins. Vascular 15: 262-268, 2007
25) Kabnick LS: Varicose veins: endovenous treatment. Rutherford's Vascular Surgery (7th ed), edited by Cronenwett JL, et al, pp871-888, Saunders, Philadelphia, 2010
26) Darwood RJ, Theivacumar N, Dellagrammaticas D, et al: Randomized clinical trial comparing endovenous laser ablation with surgery for the treatment of primary great saphenous varicose veins. Br J Surg 95: 294-301, 2008
27) Rabe E, Pannier-Fischer F, Gerlach H, et al: Guidelines for sclerotherapy of varicose veins. Dermatol Surg 30: 687-693, 2004
28) van den Bos R, Arends L, Kockaert M, et al: Endovenous therapies of lower extremity varicosities: a meta-analysis. J Vasc Surg 49: 230-239, 2009
29) Kianifard B, Holdstock J, Allen C, et al: Randomized clinical trial of the effect of adding subfascial endoscopic perforator surgery to standard great saphenous vein stripping. Br J Surg 94: 1075-1080, 2007
30) Nicolaides AN, Allegra C, Bergan J, et al: Management of chronic venous disorders of the lower limbs: guidelines according to scientific evidence. Int Angiol 27: 1-59, 2008
31) Eberhardt RT, Raffetto JD: Chronic venous insufficiency. Circulation 111: 2398-2409, 2005
32) Elias S: Percutaneous ablation of perforating veins. Handbook of Venous Disorders: Guidelines of the American Venous Forum (3rd ed), edited by Gloviczki P, pp536-544, Hodder Arnold, London, 2009
33) 伊藤孝明, 久木野竜一, 皿山泰子ほか: 創傷・褥瘡・熱傷ガイドライン-5; 下腿潰瘍・下肢静脈瘤診療ガイドライン. 日皮会誌 127: 2239-2259, 2017
34) 佐戸川弘之, 杉山悟, 広川雅之ほか: 下肢静脈瘤に対する血管内治療のガイドライン. 静脈学 21: 289-309, 2010
35) O'Donnell TF, Passman MA, Marston WA, et al: Management of venous leg ulcers: Clinical practice guidelines of the Society for Vascular Surgery® and the American Venous Forum. J Vasc Surg 60: 3s-59s, 2014

I 外来での管理

エコー診断と記録

長谷川宏美

> **KEY SENTENCE**
> - 外来における下肢静脈瘤のスクリーニングには,超音波ドップラー血流計が簡便で有用である。
> - 下肢静脈瘤の確定診断には,超音波デュプレックススキャンが第一選択であり,立位または坐位で逆流を誘発しながら行う。
> - 空気容積脈波法(APG)は超音波デュプレックススキャンを補完する検査法であり,複雑な病態を理解するのには重要な検査法である。
> - 現在,血管関係の無侵襲検査を集約的に行うバスキュラーラボや血管診療技師を擁する機関も多い。

はじめに

静脈血の還流障害により静脈高血圧が引き起こされた病態を慢性静脈不全症(chronic venous insufficiency:以下,CVI)と呼ぶ。一次性静脈瘤は,表在静脈の弁不全により表在静脈に逆流が生じCVIを発症した病態である。一方,二次性静脈瘤は主に深部静脈血栓症(deep venous thrombosis:DVT)や血栓後遺症に伴い表在静脈にCVIを生じた病態であり,それぞれ治療法が異なる。

下肢静脈瘤の治療方針を決定する際には,CVIの程度(表在静脈の逆流の範囲と程度),CVIの原因となっている病態(深部静脈の閉塞の有無)を正しく評価することが重要である。以前は,下肢静脈瘤の診断には下肢静脈造影が不可欠とされ,侵襲が大きく痛みを伴う検査が行われていた。しかし最近では,超音波検査,脈波法などの無侵襲的検査の診断能が向上し,これらの検査が標準になっている。さらに近年,CTやMRIなどの有用性も報告されるようになってきている[1)2)]。

本稿では,下肢静脈瘤の診断のスクリーニングに有用な超音波ドップラー聴診器や,確定診断に第一選択で用いられる超音波デュプレックススキャン(血管エコー),脈波法などの無侵襲診断法の実際,およびそれらの検査を担う血管診療技師やバスキュラーラボについて述べる。

表 1　CEAP 分類における静脈検査

分類	検査法
Level I	病歴聴取，理学所見，超音波ドップラー血流計による評価
Level II	無侵襲的検査 （超音波デュプレックススキャン，必要に応じて容積脈波）
Level III	侵襲的または複雑な検査 （上・下行性静脈造影，静脈圧測定，CT，MRI）

A 下肢静脈瘤に対する無侵襲診断法

2004 年に改訂された CEAP 分類では，静脈瘤に対する検査を Level I～III の 3 段階に分類し，患者の重症度に合わせて施行するように推奨している（表 1）[3]。下肢静脈瘤に対する無侵襲的検査の主なものは，CEAP 分類 Level I に挙げられている超音波ドップラー血流計と，Level II に分類されている超音波デュプレックススキャン（duplex scan）および脈波法である。

1 超音波ドップラー血流計（ドップラー聴診器）

超音波ドップラー血流計は，連続波を用いて血流を音で確認する装置である（図 1-a）。表在静脈の逆流の有無を簡単に評価可能であり，下肢静脈瘤が疑われる患者の初診時に最初に行うスクリーニングとして有用である。

検査は，立位または坐位で行う。静脈にプローベを当てながら，その末梢の腓腹筋部を用手的に圧迫し，逆流を誘発して行う（下腿ミルキング法：図 1-b）。弁不全および逆流がある場合，最初の圧迫で中枢に駆出される血流の音に続いて，圧迫の解除により血液が末梢へ逆流する「（ザッ）ザー」という逆流音を聴取する。逆流の程度が大きければ大きいほど，音が大きく，音の聞こえる時間（逆流時間）も長くなる。日常診療では，表在静脈の逆流のスクリーニングと同時に閉塞性動脈疾患の有無を確認する。静脈疾患に動脈疾患が合併していることも少なくなく，治療で用いる弾性ストッキングの適応を考えるためにも末梢動脈疾患のスクリーニングは忘れてはならない。

超音波ドップラー血流計は，機器が小型で軽量，安価であり，場所を選ばずに手軽に用いることが可能である。特に形成外科医にとっては，皮弁血流や皮弁穿通枝の確認に用いる機器として身近で手に入れやすい。しかし，深部静脈や穿通枝不全の検索は困難であるので，十分な確定診断にはデュプレックススキャンでの検査が必要となる。

2 超音波デュプレックススキャン

● 下肢静脈瘤の確定診断における第一選択

超音波デュプレックススキャンは，一般的にいわゆる「血管エコー」と呼称さ

I 外来での管理

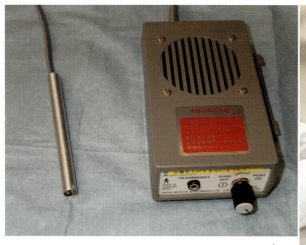
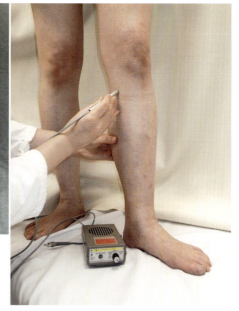

(a) 超音波ドップラー血流計
(b) 超音波ドップラー血流計での検査の実際
　　腓腹部をミルキングして逆流を音で確認する。

a | b

図1　超音波ドップラー血流計と検査の実際

れる検査である。従来の形態を観察する超音波検査（Bモード断層法）に，血流速度や波形解析が行えるカラードップラー法やパルスドップラー法を組み合わせ，血管を視覚化し，その血管の血流の方向，流量，流速を色の変化や波形で観察する方法である。1980年代にCVIへの使用が開始され，現在では静脈造影に代わる下肢静脈瘤検査の第一選択となっている[4)5)]。

● **診断の実際**

下肢静脈瘤の診断では，静脈瘤の解剖学的評価，逆流部位と範囲，逆流速度，穿通枝不全の有無，深部静脈閉塞の有無などを形態と機能の両面から詳細に検査できる（表2）。

デュプレックススキャンでの診断の実際について以下に述べる。

表在静脈の検索には，7.5～12 MHzのリニア型探触子を使用する。検査はできれば立位で行うが，長時間の立位の保持が困難な患者には，坐位で行う（図2）。

最初にBモード断層法を用いて，横断像や縦断像から静脈の形態を観察し静脈径を計測する。続いて，カラードップラー法またはパルスドップラー法で逆流を評価するが，静脈は血流速度が遅いため逆流を誘発する操作を加える。その方法としては，前述の腓腹筋部を用手的に圧迫する方法（下腿ミルキング法）のほかに，空気マンシェットを用いて大腿部や腓腹筋部を一定の圧で駆血し，一気に解除して逆流を誘発するインフレーションデフレーションカフ法がある[4)]。逆流がある場合，カラードップラー法で，赤色→モザイク→青色，または青色→モザイク→赤色にカラー信号が変化する所見が見られ，容易に逆流の有無を判断できる（図3，動画）。しかし，一般的に正常でも多少の逆流は認めるため，パルス

表2 デュプレックススキャン検査の手順

検 査 手 順
1. 大伏在静脈の検索 ・鼠径靭帯近傍より伏在大腿静脈接合部（saphenofemoral junction：SFJ）を確認し，下流に向かってスクリーニング ・SFJ部，膝上部，膝下部で血管径測定，パルスドップラー法での逆流評価
2. 小伏在静脈の検索 ・伏在膝窩静脈接合部（saphenopopliteal junction：SPJ）の確認から開始 ・膝部で血管径測定，パルスドップラー法での逆流評価
3. 不全穿通枝の検索 それぞれの穿通枝で血管径測定，パルスドップラー法での逆流評価
4. 逆流のあった静脈の逆流範囲同定 （二次性静脈瘤が疑われる場合）
5. 深部静脈の検索 ・圧迫法による血管閉塞の有無 ・パルスドップラー法での逆流評価

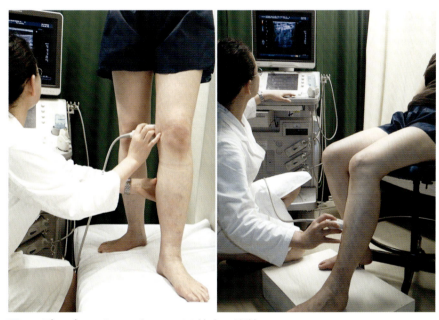

図2 デュプレックススキャンでの検査・診断
　立位または坐位で行う。

　ドップラー法で逆流時間を計測して有意な逆流の有無を診断する[6]（図4）。以前は，下腿すべての静脈において，逆流時間0.5秒以上をもって有意な逆流を認めるとされていたが，最近では大腿静脈と膝窩静脈については1秒以上の逆流時間をもって有意な逆流と診断する[5]。

　検査は鼠径部の大腿伏在静脈合流部（saphenofemoral junction：以下，SFJ）から開始し，大伏在静脈上を尾側に向かって探触子を進め，SFJ部，膝上部，膝下部と3カ所で血管径を計測し逆流の確認を行う。同様に穿通枝，小伏在静脈を精査する。なお，穿通枝の精査の際には逆流の方向の判断が重要である。生理学的には表在静脈から深部静脈へ向かうはずの血流が，深部静脈から表在静脈と

I 外来での管理

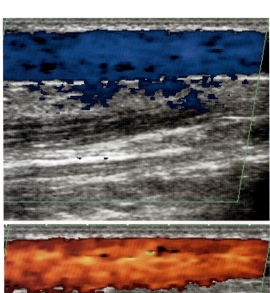
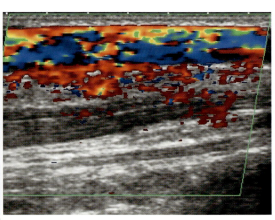
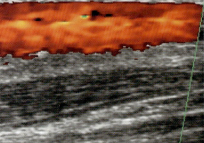

a	b
c	

ミルキングにより青色で表される順行性の血流(a)が，(a)青色→(b)モザイク→(c)赤色と変化して，逆流があることが診断できる．

図3 カラードップラー法による逆流評価

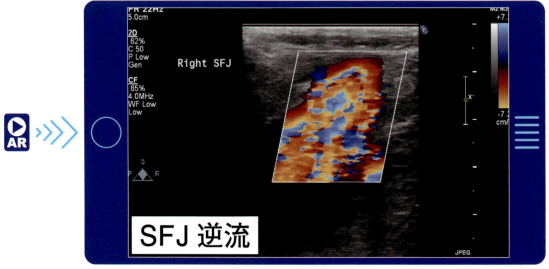

動画（3秒） SFJ逆流の所見

なっていた場合，穿通枝の弁不全と診断する[7]．特に静脈うっ滞性潰瘍の患者において，血管径が3.5 mm以上で逆流時間が0.5秒以上の穿通枝を潰瘍下に認めた場合には，責任病変と考える．

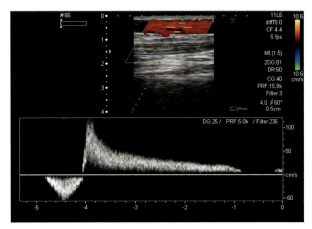

図4　パルスドップラー法による逆流評価
　　ミルキングにより，順行性の血流に続いて逆流性の血流（逆流）が見られる。逆流性血流が 0.5 秒以上見られる場合に，逆流ありとする。

　深部静脈の閉塞や血栓後遺症が疑われる時には，探触子を腹部超音波用の 4～7 MHz のコンベックス型に持ち替え，深部静脈の検索も行う。カラーパルスドップラー法による逆流評価のほか，臥位で鼠径靭帯より 3～5 cm 間隔で探触子による圧迫法を行い，静脈内腔の高輝度血栓エコー像，壁不整像，圧迫してもつぶされない静脈壁像などがあれば深部静脈血栓症や後遺症を疑う。

3　脈波法

　脈波法は下肢の容積変化を測定して，無侵襲的に下肢の生理機能を包括的かつ定量的に評価する検査である。測定する原理により，さまざまな検査法があるが，空気容積脈波法（air plethysmography：以下，APG）は，下腿全体を覆うカフを装着して行う方法で，1980 年代に Christopoulos ら[8)9)]によって検査プロトコールが考案され，確立された。

● APG の測定方法

　最初に仰臥位で下肢を 45°挙上して下腿容積を虚脱させた後，立位となる（図5）。立位で下腿静脈容積を完全に充満させ，下腿静脈増加量（venous volume：以下，VV）を測定し，VV の 90％値をその値になるまでに要した時間（90％ venous filling time：90％ VFT）で除した静脈充満指数（venous filling index：以下，VFI）を算出する。

　次に 1 回のつま先立ち運動，10 回のつま先立ち運動を行い，下腿筋ポンプによる 1 回駆出量（ejection volume：以下，EV），運動後の下腿残存血液量（residual volume：以下，RV），RV を VV で除した残存血液量比（residual volume fraction：以下，RVF）を算出する。VFI，EV，RVF の正常値はそれぞれ VFI＜2 ml/秒，

I 外来での管理

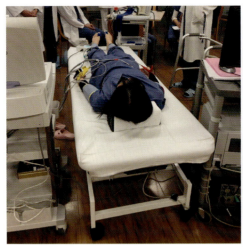
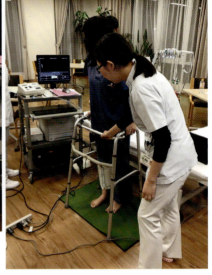

図5　APGの測定の実際

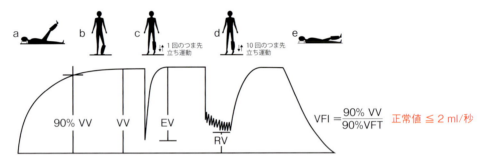

図6　空気容積脈波法（APG）による静脈瘤還流機能の測定方法（Chrisopoulosらのプロトコール）

（島智行：血管診断の医用機器：第22回エアープレチスモグラフィ AGP®-1000システム。Vascular Lab 275：78-79，2008より引用改変）

EV＞40％以上，RVF＜35％以下であり，VFIは下肢全体の静脈逆流，EVは筋ポンプ作用，RVFは下肢全体の静脈機能の指標として使用できる（図6）[10)11)]。

● APGの有用性

　わが国では脈波法の保険点数が操作の煩雑性に比べて極めて低いこと，静脈疾患の9割はデュプレックススキャンで診断可能であることから，一般的に普及していない[12)]。しかし，複雑な静脈疾患の正確な病態の把握には必須の検査である。超音波デュプレックススキャンでは，局所における弁不全や閉塞などの有無を把握できる。しかし一方で，判明した各部位の局所病変が総合して，どの程度の静脈還流障害を生じているのかは明らかにされない。例えば，深部静脈閉塞により表在静脈不全を生じたような二次性静脈瘤の症例では，仮に同じ部位の深部静脈に同じ長さの閉塞が生じても，CVIの程度は同一ではない[13)]。それどころか，デュプレックススキャンで異常が検出されないことすらある。このような症例では，

APG のパラメータが治療方針の決定に大変有用となる．

B 血管診療技師（CVT）の育成と医療チームづくり

わが国では，閉塞性動脈硬化症，下肢静脈瘤，リンパ浮腫などの脈管疾患の診断から治療まで，ほとんどすべてを医師自らが担ってきた．しかし，最近の検査機器のめざましい進歩に伴う検査業務の増加，それに伴う新しい技術の習得も必要となり，日常診療と並行して医師自らがすべての血管検査を行うことが困難になってきている．さらに欧米型の生活様式や高齢化が進む中で，糖尿病関連血管疾患，動脈硬化性疾患，下肢静脈瘤，その他脈管疾患をもつ患者数も急激に増加している．増え続ける脈管疾患患者に対して迅速かつ的確に治療法を選択するには，診断の質的向上と効率化が求められている．

このような背景の中，さまざまな無侵襲血管検査を専門的に行う血管診療技師（clinical vascular technologist：以下，CVT）を育成し，血管関係の一連の無侵襲的検査をまとめて行う血管生理検査室（バスキュラーラボ）を立ち上げる施設が増加してきている．

1 バスキュラーラボ（Vascular lab.）

バスキュラーラボは，米国ではすでに30年以上の歴史をもつ概念で，動脈，静脈，リンパ管などの心臓以外の脈管疾患を対象とした無侵襲的検査をすべて1カ所に集約させ，全身の脈管を系統的かつ効率的に検査し，データ管理を行う脈管専門総合診断施設の総称である．

バスキュラーラボで行われる検査は各施設での必要性によって異なるが，通常，四肢血圧脈波測定，デュプレックススキャン，近赤外線分光法，経皮酸素分圧法，レーザードップラー法，APG，トレッドミル，サーモグラフィーなどが含まれる．

その役割として，岩井ら[14]は①スクリーニング検査，②侵襲的検査前の診断的検査，機能的評価，最終判断の補助，③経過観察と個人情報の管理，再手術・リビジョン手術のプラン作成の3つを大切な要素として挙げている．バスキュラーラボはあくまでも治療に則した施設であり，その結果は中立で十分信頼されるものでなくてはならず，実際に治療を行う医師のニーズを汲んだ素早い連携が必要である．

2 CVT

● CVT とは

2005年10月，「コメディカルとして，無侵襲診断を中心に脈管領域の診療に従事するに必要な，専門知識・技術をもった者を専門家として認定する」という

表3 CVTとは

認定団体	血管診療技師認定機構
構成団体	日本血管外科学会，日本脈管学会，日本静脈学会
受験資格	①わが国における，臨床検査技師，看護師，臨床工学技士，診療放射線技師，理学療法士，准看護師のいずれかの有資格者 ②資格取得後実務経験年数として，臨床検査技師，看護師，臨床工学技士，診療放射線技師，理学療法士は3年以上，准看護師は5年以上あること ③血管疾患を専門とする医師（脈管専門医など）のもとで血管疾患診療の経験があること ④認定講習会の受講
認定資格・業務内容	脈管領域の無侵襲診断およびその介助から，医師による侵襲的診断・治療の介助まで及ぶ．脈管疾患領域の診療にコメディカルとしてかかわる専門家
現在資格者数	1,263人（2017年10月現在）

（血管診療技師認定機構ホームページより引用改変）

趣旨のもと，日本血管外科学会，日本脈管学会，日本静脈学会の3学会で血管診療技師認定機構が設立された．そして2006年6月より年に1回，CVT認定試験が施行され，2017年10月現在1,263人のCVTが全国で活躍している（表3）。

CVTの受験資格には，①臨床検査技師，看護師，臨床工学技士，診療放射線技師，理学療法士，准看護師のいずれかの資格，②それぞれの職種における規定の実務年数，③血管疾患を専門とする医師のもとでの血管疾患診療の臨床経験，④血管診療の知識と血管検査の実技（認定講習会の受講）などが要求される．そして，その業務は脈管領域の無侵襲診断およびその介助から，医師による侵襲的診断・治療の介助，場合によっては診療機器のメンテナンスにまで及ぶ．つまりCVTは，脈管疾患領域の診療にコメディカルとしてかかわる専門家として認定される．しかし，CVTは認定資格であり，CVTの業務の中で各人に許される業務範囲は，各人がもつ国家資格の範囲を超えるものではない．

● CVTと医療チームづくり

近年医療の高度化に伴い専門分化が進む中で，各学会もそれぞれの診療科内にさらに専門医制度を設けて，より質の高い高度な医療の提供を目指す風潮にある．このような流れの中で，最近では医師以外のさまざまな職種でもより専門性の高い知識と技術を求められるようになっている．臨床検査技師におけるCVTもその一端であることはいうまでもない[15]。

医療の専門分化・細分化が進む一方で，患者のニーズも多様化し，疾患だけでなく全人的な医療が求められるようになっている．これに対応するためには，医師，看護師，臨床検査技師などのさまざまなメディカルスタッフが個々に高い専門性を磨きつつ，適切に連携し，補完し合うチーム医療の実践が不可欠である．時として迅速な対応が必要となる下肢脈管診療の現場では，特に診断・治療方針の迅速な決定が鍵となる．つまり，無侵襲検査を担うCVTと実際の治療を行う医師の関係がチーム医療の中心となる．具体的には，CVTと医師はお互いの業務内容を理解し，CVTは医師が何をしようとしているのか理解したうえで情報

を提供する．医師はCVTに検査をただ依頼するのではなく，検査の目的を伝え，その後に行った侵襲的検査で得た情報をフィードバックし，情報を共有することで，患者を中心に同じ目的意識をもち，より良い連携が取れるようになると考える．

まとめ

現在，下肢静脈瘤の診断に対する無侵襲的検査の第一選択は，脈管を視覚化し，かつ血流の逆流，流量，閉塞を診断することができるデュプレックススキャンである．しかし，デュプレックススキャンのみでは診断できない症例や治療効果の判定には，下腿の生理機能を包括的に定量可能な空気容積脈波法（APG）が有用である．これらの下肢脈管診療のチーム医療においては，無侵襲的検査を担うCVTと医師の迅速で適切な連携が重要である．

● 引用文献

1) 折井正博：下肢静脈瘤の治療法の組み立て；私はこうしている -2. 最新テクニック；下肢静脈瘤の診療，岩井武尚ほか編，pp119-124，中山書店，東京，2008
2) 宮崎裕子，西本聡，石井洋光ほか：造影剤を用いない三次元CTの下肢静脈瘤診療における有用性．形成外科 56：313-316，2013
3) Eklof B, Rutherford RB, Bergan JJ, et al: Revision of the CEAP classification for chronic venous disorders: consensus statement. J Vasc Surg 40: 1248-1252, 2004
4) 八巻隆：静脈性潰瘍の診断と治療．医のあゆみ 237：106-110，2011
5) Gloviczki P, Comerota AJ, Dalsing MC, et al: The care of patients with varicose veins and associated chronic venous diseases: clinical practice guidelines of the Society for Vascular Surgery and the American Venous Forum. J Vasc Surg 53: 2s-48s, 2011
6) Sarin S, Sommerville J, Farrah J, et al: Duplex ultrasonography for assessment of venous valvular function of the lower limb. Br J Surg 81: 1591-1595, 1994
7) 佐戸川弘之：診断手順の基本を身につける；逆流病変の診断と評価．静脈エコー動画プラス，佐戸川弘之編，pp74-83，中山書店，東京，2007
8) Christopoulos DC, Nicolaides AN, Malouf GM, et al: Absolute blood volume changes in the lower limb using air plethysmography. Phlebology'85, edited by Negusd D, et al, pp356-359, John Libbey, London, 1986
9) Christopoulos DC, Nicolaides AN, Szendro G, et al : Air-plethysmorgraphy and the effect of elastic compression on venous hemodynamics of the leg. J Vasc Surg 5: 148-149, 1987
10) 島智行：血管診断の医用機器；第22回エアープレチスモグラフィ AGP®-1000 システム．Vascular Lab 275：78-79，2008
11) Criado E, Farber MA, Marston WA, et al: Relationship between air-plethysmography in the diagnosis of chronic venous insufficiency. J Vasc Surg 27: 660-670, 1998
12) Nicolaides AN, Chrisopoulos DC: Methods of quantitation of chroninc venous insufficiency. Venous Disorders, edited by Bergan JJ, et al, pp179-185, WB. Saunders, Philadelphia, 1991
13) 平井正文：静脈還流障害の無侵襲診断．血管疾患の無侵襲診断法，岩井武尚ほか編，pp132-135，医歯薬出版，東京，1998
14) 岩井武尚，中島里枝子：バスキュラーラボの役割と現況．脈管学 45：285-289，2005
15) 奥田勲：国立医療機関の臨床検査部門に求められるスキルミックス；国立病院機構の新たな中期計画をふまえて．IRYO 64：536-539，2010

I 外来での管理

圧迫療法を正しく理解する

立花隆夫

KEY SENTENCE
- 正常の足関節部（足首）には，立位安静時に約80〜100mmHgの圧（心臓の高さまでの静脈圧）がかかっているが，下肢の運動による筋ポンプ作用により速やかに約30mmHg以下にまで低下する。
- しかし，静脈瘤やそれに続発するうっ滞性皮膚炎では静脈弁不全のため約60mmHgまでしか低下しない。
- この状態を下肢静脈高血圧というが，下肢静脈高血圧であることがさらなる誘因となるなど負の連鎖を引き起こす。
- したがって，静脈瘤（あるいはうっ滞性皮膚炎）の治療目的はその原因となっている下肢静脈高血圧を是正することであり，その中心となっているのが圧迫療法である。

はじめに

　超高齢社会の到来とともに，生活習慣が基礎となり肥満，高血糖，高血圧，高脂血症などの危険因子が重複することで動脈硬化を引き起こし，ひいては心筋梗塞や脳卒中に至らしめるメタボリックシンドロームが注目を集めている。また，老化の一環としての動脈硬化は四肢の血管にも生じており，進行すると閉塞性動脈硬化症（arteriosclerosis obliterans：以下，ASO）を引き起こす。また，畳上でのアグラから椅子の使用という生活様式の西洋化や肥満などにより，わが国では加齢とともに下肢静脈瘤の増加がみられるようになってきた。
　このことから，静脈瘤をメタボリックシンドロームあるいは老化の一環として捉えることもできる[1)2)]。したがって，静脈瘤の成因・病態を理解し，その治療の根幹となる圧迫療法に精通することは重要である。
　本稿では下肢静脈瘤に対する圧迫療法について概説する。

A 下腿潰瘍の原因

　動脈性と静脈性の血行不全に大きく分けることができる。動脈性には，例えば膠原病などのように血管炎に基因するものと，慢性動脈閉塞症〔末梢性動脈疾患（peripheral arterial disease：以下，PAD），バージャー病など〕，コレステロール塞栓症などのように血行途絶に基因するものがある[1)2)]。また，静脈瘤によるうっ滞性皮膚炎に続発する下腿潰瘍が静脈性であり，下腿潰瘍の7〜8割を占めるとされる[3)4)]。それ以外の原因として，接触皮膚炎，悪性腫瘍，壊疽性膿皮症，自傷などが挙げられる。

　なお，PADはASOなどを含めた末梢性動脈疾患の総称である。また，PADのうち四肢の動脈に何らかの原因により狭窄や閉塞が生じたために循環障害を来たした疾患の総称が末梢動脈閉塞症（peripheral arterial occlusive disease：以下，PAOD）であり，厳密にはASOのほかにもバージャー病や急性動脈閉塞症などが含まれる。しかし，圧倒的にASOの患者が多いため，ASO，PAOD，PADの区別なくASOの同義語としてPAOD，PADが用いられているのが現状である[5)]。そこで，本稿ではASOの同義語としてPADを用いることにする。

B 静脈瘤とうっ滞性皮膚炎

　下肢静脈瘤では静脈高血圧を生じ，ひいてはうっ滞性皮膚炎や下腿潰瘍に進展するとされる。しかし，はたしてすべてのうっ滞性皮膚炎は静脈瘤に起因するものであろうか？

　うっ滞性皮膚炎の臨床像には，伏在静脈瘤や側枝静脈瘤のような表在静脈の拡張・怒張を認めるものと認めないものがあり，後者はうっ滞性脂肪織炎あるいは強皮症様皮下組織炎，硬化性脂肪織炎などとも呼ばれている[1)6)7)]。それでは，前者が進行して後者に移行するのであろうか。確かに，後者の中にも表在静脈の逆流を認め，その治療で改善する症例を経験するが，ドップラー検査では逆流がみられないことも多い。

　一般的には，うっ滞性皮膚炎は下肢静脈高血圧によって生じる湿疹・皮膚炎と考えられているが，下腿の浮腫・腫脹が血液あるいはリンパのうっ滞に基因することを考慮すると，すべてのうっ滞性皮膚炎が静脈瘤に基因しているとは考え難く，後者の中には例えば悪性腫瘍の術後に生じたリンパ浮腫のようにリンパの循環障害に起因するものも含まれるように考える[1)7)]。

C 下肢の静脈と静脈瘤

　下肢の静脈は表在静脈，深部静脈，交通枝に分けられる。表在静脈は，皮膚表層に近い部分を走行する大・小伏在静脈やその分枝の静脈の総称である。深部静脈は深部で動脈と併走している静脈系のことであり，下腿の動脈と同名の各静脈が膝下で合流して膝窩静脈となり，浅大腿静脈となり鼠径部で大伏在静脈と接合し，外腸骨静脈へとつながる。また，交通枝は表在静脈系と深部静脈系をつないでいる径3mm以下の静脈であり，正常では表在から深部への一方通行となっており，別名穿通枝ともいわれる。なお，正常では下肢の静脈血の約1～2割は表在静脈系，約8～9割は深部静脈系を介し還流している[8]。

　表在静脈，深部静脈ともに多くの静脈弁があり，これによる筋ポンプ作用で下肢の静脈は還流されているが，表在静脈内の弁不全により逆流を生じて表在静脈が拡張・蛇行したものが一次性下肢静脈瘤である。また，これ以外の成因として，静脈壁あるいは周囲支持組織の脆弱化，A-Vシャント説などが指摘されている[9～12]。その肉眼的形態から，伏在静脈瘤（saphenous type），側枝静脈瘤（segmental type），網目状静脈瘤（reticular type），クモの巣状静脈瘤（web type）の4型に分類されるが，後2者には弁不全による逆流はほとんどみられない[9～12]。これら一次性下肢静脈瘤に対し，下肢の表在静脈に原因はなく，深部静脈血栓症（deep vein thrombosis：以下，DVT），妊娠，骨盤内腫瘍などに続発したものが二次性下肢静脈瘤である[1]。

D 静脈瘤，うっ滞性皮膚炎に対する圧迫療法の位置づけ

　正常の足関節部（足首）には，立位安静時に約80～100 mmHg（心臓の高さまでの静脈圧）の圧がかかっているが，下肢の運動による筋ポンプ作用により速やかに約30 mmHg以下にまで低下する。しかし，静脈瘤やそれに続発するうっ滞性皮膚炎では，静脈弁不全のため約60 mmHgまでしか低下しない[1)8)]。この状態を下肢静脈高血圧というが，下肢静脈高血圧であることがさらなるうっ滞の誘因となるなど負の連鎖を引き起こす。

　したがって，静脈瘤（あるいはうっ滞性皮膚炎）の治療目的は，その原因となっている下肢静脈高血圧を是正することである。なお，2011年には新たに「下肢静脈瘤に対する血管内焼灼術」が保険適用の治療法となり，圧迫療法，硬化療法，抜去切除術，高位結紮術および血管内焼灼術と，治療のバリエーションは多彩となったが，圧迫療法が下肢静脈瘤治療の最も重要な根幹であることに変わりはない。また，日本皮膚科学会の下腿潰瘍・下肢静脈瘤診療ガイドライン（第2版）（創傷・褥瘡・熱傷ガイドライン委員会，2017年）のアルゴリズムに記載されている

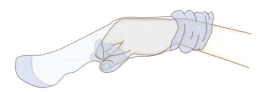
①内側に手を差し込み，踵の膨らんだところをつかむ．

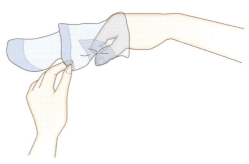
②踵の膨らんだところをつかんだまま裏返す．

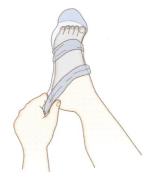
③足をつま先までしっかり入れる．

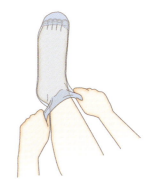
④ハイソックスタイプ：かぶせなかったところをつかんで，ふくらはぎまで，できたら膝下2～3cmまで持ち上げる．ストッキングタイプ：その後，太腿まで持ち上げる．パンストタイプ：その後，両手を使い股まで持ち上げ，パンティの上に重ねるよう持っていく．

図1 弾性ストッキングの履き方
〔セラファーム（ソルブ社）のホームページより一部改変引用〕

治療に関する項目は6項目であり，そのうちの5項目は単独圧迫療法，あるいは硬化療法，抜去切除術，高位結紮術，血管内焼灼術との併用圧迫療法である[8]ことからも，圧迫療法が下肢静脈瘤治療の中心となっている．

E PADの診断

社会の高齢化が進み，メタボリックシンドロームが注目を集める中，高齢の下肢静脈瘤患者にPADの合併がないかを診ることは大切である．

その評価法としては，従来より指尖脈波，足関節-上腕血圧比（ankle brachial pressure index：以下，ABI）以外にも，足趾-上腕血圧比（toe brachial pressure index：以下，TBI）あるいは皮膚灌流圧（skin perfusion pressure：以下，SPP），経皮的酸素分圧（transcutaneous partial pressure of oxygen：以下，$TcPO_2$）などが行われている．また，これらの中ではSPPもしくは$TcPO_2$の信用性が高いとされるが，数種類の検査を総合して評価することが大切である[13]．なお，当科で

I 外来での管理

| つま先あきタイプの弾性ストッキングには | イージースライド | easy-slide |

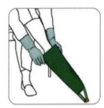 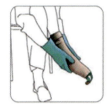 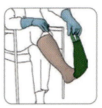

ストッキング添付の補助具を利用しても装着が難しいときに。つま先あきストッキングには圧力の強いものが多く、摩擦抵抗をできるだけ小さくすることが重要です。腕スリーブ用もあります。

| つま先付タイプの弾性ストッキングには | イージースライド・カラン | easy-slide caran |

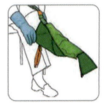 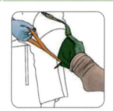

つま先の閉じているストッキングでは、ストッキングを履いてからの補助具の抜き取りが難しく、実用的な製品が待ち望まれていました。ここに答えがあります。

| 弾性ストッキングを楽に脱ぐために | イージーオフ | easy-off |

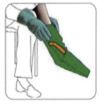 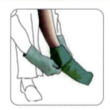 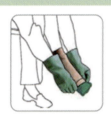

履くのが難しければ、脱ぐのも難しいのが弾性ストッキング。特にかかとを抜くには力が必要です。腕スリーブにも使えます。

図2 着用補助器具イージースライドの使用方法
〔アリオン製品（アルフレッサファーマ社）のパンフレットより引用〕

はABI（およびTBI）とSPPを組み合わせて血流評価を行っている。また、それぞれ0.9（および0.6）、40 mmHg未満を血流不全の目安としている[14]。

F 圧迫療法

　作用機序としては、下腿全体を圧迫することで表在静脈の逆流が抑制され、それに伴い病変部の下肢静脈高血圧が改善することで下腿潰瘍は縮小・治癒していくものと考えられている[1)8)]。実際、静脈性下腿潰瘍に対して圧迫療法を行うと下腿潰瘍がより早く治っていく[15)]。深部静脈血栓後遺症の下腿潰瘍が圧迫療法に

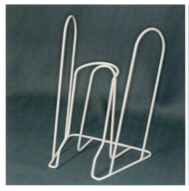
(a) バトラーの前後を確認する。

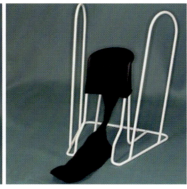
(b) ストッキングはつま先が前になるようバトラーにセットする。

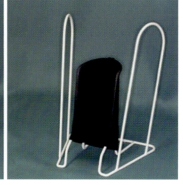
(c) ストッキングの踵部分が見えるまでめくり返す。

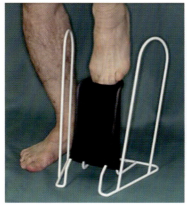
(d) つま先からストッキングにゆっくり差し込む。

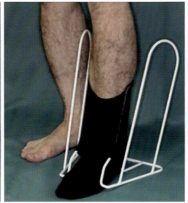
(e) つま先が入ったら踵が床に付くまでストッキングに足を入れる。

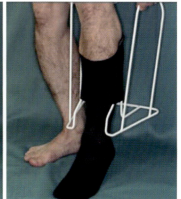
(f) ゆっくりバトラーを引き上げ，ストッキングの装着を完了する。

図3 着用補助器具メディバトラーの使用方法
（立花隆夫：下肢静脈瘤に対する硬化療法の実際とそのエビデンス．MB Derma 201：29-35，2013 より引用）

より改善した[16]，あるいは，治癒後に圧迫療法を継続しないと下腿潰瘍の再発率が上昇した[17]，反対に圧迫療法の継続により再発率は減少した[18]とするシステマティックレビューがあることからも，圧迫療法が下肢静脈瘤治療の根幹であるのは明らかである。

　なお，高齢者，あるいは糖尿病や肥満などからメタボリックシンドロームが考えられる患者などではPADを合併していることがあるので，圧迫前にABIを測定し，その値が0.8未満の場合は末端皮膚の色の変化に注意しつつ，あまりきつく圧迫しないよう配慮する[1)8]。なお，上腕足首間脈波伝播速度（brachial-ankle pulse wave velocity：baPWV）が高値の場合にはABIは高め，すなわち，見かけ上は正常となることに留意する。

I 外来での管理

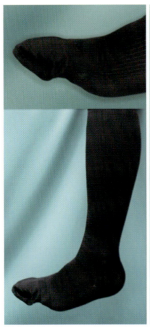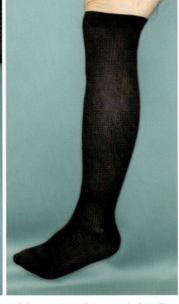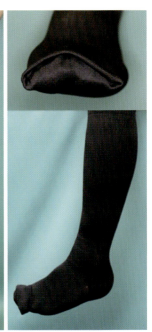

(a) 購入した弾性ストッキングが足サイズより大きいと，着用した時に余ってしまう。
(b) つま先に合わせて上方に吊り上げれば，足と弾性ストッキングの踵の位置がずれる。
(c) 踵の位置を合わせて，余剰のストッキングをつま先側で折りたたむ。

図4 弾性ストッキングの正しい位置

1 弾性ストッキングによる圧迫療法

　足関節部（足首）での圧迫力により治療効果は異なるので，病態に合わせた圧を設定するが，中等度以上の静脈瘤に治療効果を期待するには中圧以上の圧迫力が必要となる（表）。なお，メーカーによる弾性ストッキングの圧設定はこれよりやや低めであり，20 mmHg 前後を弱圧，30 mmHg 前後を中圧，40 mmHg 前後を強圧としている。

　使用する弾性ストッキングは，適応疾患に合わせて足関節部（足首）の圧を選択する。弾性ストッキングは伸縮性に乏しいため，中圧（メーカーにより製品の圧設定が異なるので，25～35 mmHg で可）以上の弾性ストッキングは慣れない

表　足関節部（足首）での圧迫力

20mmHg 未満	DVT 予防
20～30mmHg（弱圧）	軽度静脈瘤
30～40mmHg（中圧）	下肢静脈瘤術後
40～50mmHg（強圧）	下腿潰瘍を伴う下肢静脈瘤，DVT 後遺症，リンパ浮腫
50mmHg 以上	高度リンパ浮腫

（日本皮膚科学会創傷・褥瘡・熱傷ガイドライン委員会：下腿潰瘍・下肢静脈瘤診療ガイドライン（第2版）．日皮会誌 127：2239-2259, 2017 より一部改変引用）

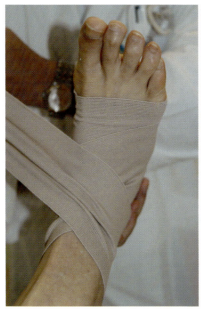

(a) 足背から足首にかけては8の字体に巻く。
(b) 中枢側に行くほど徐々に減圧するように巻くが，慣れないと意外に難しい。

図5 弾性包帯の巻き方のコツ
(立花隆夫：下肢静脈瘤の保存的治療. MB Derma 89：31-36, 2004 より引用)

となかなか装着しづらい．しかし，いったん慣れてしまうと，あるいは，そのコツを習得してしまうと，意外と着用に手間取らなくなるばかりかその圧迫効果は大きいので，当院では初回時に看護師がその指導を行っている（図1）．また，最近は着用補助器具（イージースライド，メディバトラーなど）も販売されている（図2, 3）[1)10)11)]．あるいは，ゴム手袋を用いるのも有用な方法である[1)9)]．

身長に比してふくらはぎが太い，あるいは体重が重い患者などでは，購入した弾性ストッキングが足サイズより大きく，着用した時に余ってしまう．その時，弾性ストッキングをつま先に合わせて上方に吊り上げると，足と弾性ストッキングの踵の位置がずれ，設定した圧迫圧が正常に機能しなくなる．そのため，踵の位置を合わせて余剰のストッキングをつま先側，さらには足背側で折りたたむよう指導することで，弾性ストッキングの機能を最大限発揮させるよう配慮する（図4）．

さまざまな種類の弾性ストッキング（レックスフィット，セラファーム，アンシルク，メディ，コンプリネット，ウルトラシアー，ベネトレインなど）が市販されているため，患者に合ったサイズ・タイプや圧設定のストッキングを選択することが大切である．また，弾性ストッキングの値段，色，特徴などを熟知しておくことも医療サイドには求められる[1)10)11)]．さらには，最近では医療用でなく生活用品としてのカラフルな弾性ストッキング（サポートストッキングともいう）

I 外来での管理

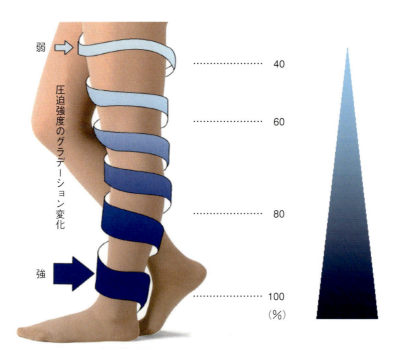

図6 弾性ストッキングによる上向漸減圧迫効果
足首からふくらはぎ，膝，太股にいくほど徐々に減圧されるように設計されている。
(立花隆夫：下肢静脈瘤の保存的治療. MB Derma 89：31-36, 2004 より引用)

も手軽に購入できるようになった．なお，弱圧の弾性ストッキングやサポートストッキングの重ね履きを勧める施設もあるが，単純な足し算の圧迫力にはならないばかりか一様な圧を得ることができないので勧められない．

2 弾性包帯による圧迫療法

静脈瘤に潰瘍を生じると，弾性ストッキングの代わりに弾性包帯を使用することになる．また，弾性包帯は足首から下腿，大腿へと上方に同一の張力で巻いていくと，Laplaceの法則（圧迫力＝張力/半径：すなわち，同じ張力であれば細い部分ほど圧迫圧は高くなる）により上方に行くほど圧迫圧が低下する上向漸減圧迫効果（graduated compression effect）が得られるとされる[19]．しかし，弾性ストッキングのような上向漸減圧迫効果を得るにはかなりの熟練を要する（図5, 6）．さらには，時間経過とともに圧迫力が分散あるいは不安定となるばかりか，施行者や巻き方により圧迫力の違いが生じる．また，時間はそれほどかからないとはいっても，毎日の処置となると徐々に煩雑となり，その圧迫効果が薄れてしまうのは如何ともし難い現実である．

なお，最近はビルトイン圧迫システム（末梢から交互にバンド圧を調整することで中枢に向かう漸減的な圧迫が可能なシステム）をもったジャクスタライト（弾力ストッキングとして医療機器提出：27B3X00096CAMP02）などが購入可能と

サンプル②：患者説明用紙(2)-タイプ別・重症度別の分類

クモの巣型	網目状	側枝型	伏在型
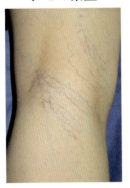	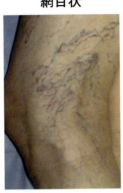	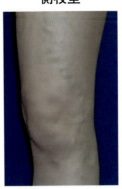	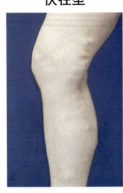

細い ──────────────────── 太い

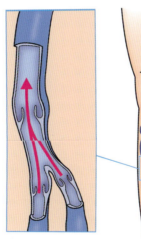

正常な静脈

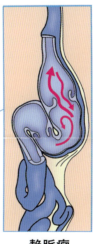

静脈瘤

〔©Jmarchn, modified from Varicose veins. jpg of National Heart Lung and Blood Institute(NIH)〕

軽症 ── C1　C2　C3　C4　C5　C6 ── 重症

細い静脈瘤	太い静脈瘤	むくみ	皮膚の変色	潰瘍のあと	皮膚潰瘍
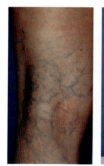	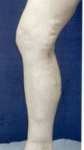	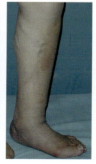	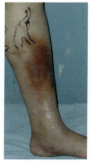	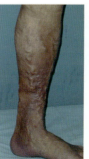	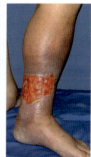

サンプル③:患者説明用紙(3)-血管内治療のようす

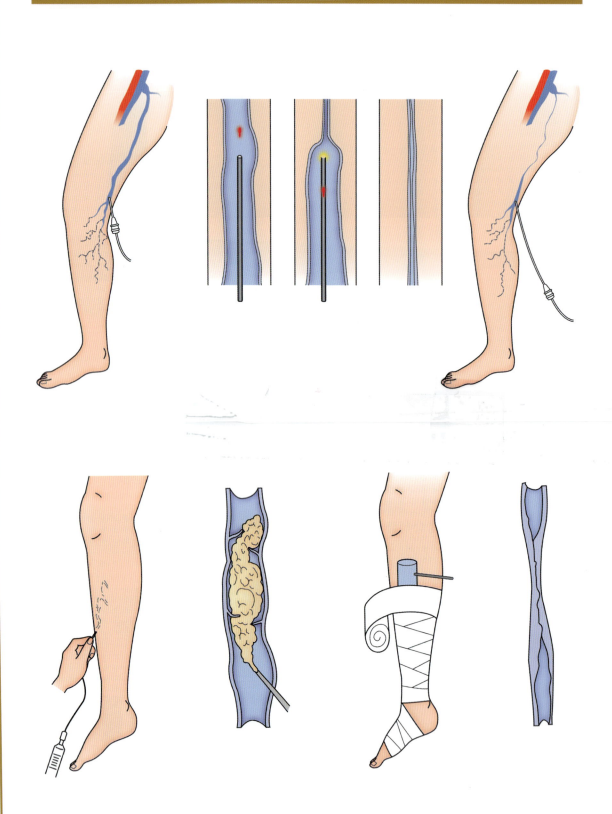

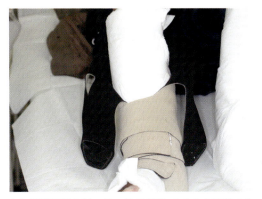
(a) 潰瘍処置を行いガーゼで被覆した上から装着する。

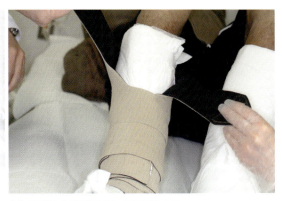
(b) 末梢から交互にバンドで圧迫する。

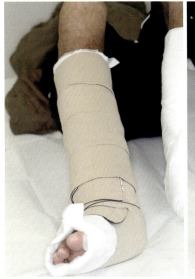
(c) 圧迫包帯に比し装着時間はかなり短い。

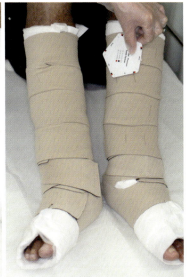
(d) メジャーが付いているので、簡単に上向漸減圧迫効果も得ることができる。

図7 ジャクスタライトを用いた圧迫療法の実際
(立花隆夫：下肢静脈瘤に対する硬化療法の実際とそのエビデンス。MB Derma 201：29-35, 2013 より引用)

なり、ガーゼの上からも一定の圧調整が可能となった[1]（図7, 8）。片脚で約1万円強（税込）とやや値ははるものの、特殊な技術を要さなくても弾性ストッキングと同様の上向漸減圧迫効果を容易に得られるので、皮膚潰瘍を有する静脈瘤患者には心強いアイテムである。

まとめ

静脈瘤の治療目的は、その原因となっている下肢静脈高血圧を是正することで

I 外来での管理

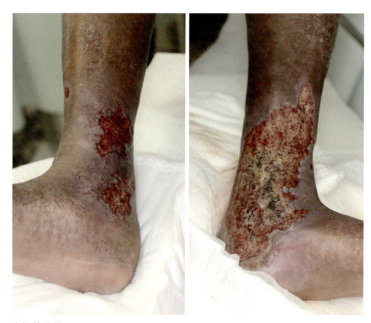

(a) 治療前

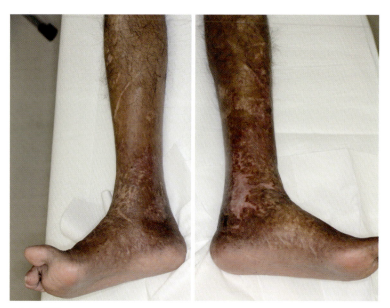

(b) 治療後

図8 ジャクスタライトによる治療例
患者：41歳, 男性（図7と同一症例）

ある。圧迫療法は下肢静脈瘤治療の最も重要な根幹であり, 下腿全体を圧迫することで表在静脈の逆流は抑制され, それに伴い病変部の下肢静脈高血圧が改善することで下腿潰瘍は縮小・治癒していく。また, 中等度以上の静脈瘤に治療効果を期待するには中圧以上の圧迫力が必要である。

弾性ストッキングは伸縮性に乏しいため最初は装着しづらいが, 慣れることに

よりそのコツを習得すると，着用に手間取らなくなるばかりかその圧迫効果は大きい．また，静脈瘤に潰瘍を生じると，弾性ストッキングの代わりに弾性包帯を使用することになるが，弾性包帯では弾性ストッキングのように上向漸減圧迫効果を得るのは難しい．

最後に，患者への具体的な生活指導としては，長時間の立位を避け可能な限り立ち仕事を減らす，就寝時は足を心臓より高くして休む，肥満の患者は体重の減少に努める，などであり[1)9)～12)]，これらは弾性ストッキング使用時も弾性包帯使用時も同様である．

● 引用文献
1) 立花隆夫：下肢静脈瘤に対する硬化療法の実際とそのエビデンス．MB Derma 201：29-35, 2013
2) 立花隆夫：皮膚脈管の老化；動脈病変のASOと静脈病変のvarixを中心に．日医会誌 118：2761-2763, 2008
3) Khachemoune A, Kauffman C: Diagnosis of leg ulcers. The Internet Journal of Dermatology Volume 1 Number 2 (DOI: 10.5580/64d) https://print.ispub.com/api/0/ispub-article/4640 (Accessed 8 6 2018)
4) Bowman PH, Hogan DJ: Leg ulcers: a common problem with sometimes uncommon etiologies. Geriatrics 54: 43-54, 1999
5) 立花隆夫：閉塞性動脈閉塞症の皮膚症状は？ 高齢者の皮膚トラブルFAQ，宮地良樹ほか編，pp137-139, 診断と治療社，東京，2011
6) 立花隆夫：「静脈性」足・下腿潰瘍の治療とケア．Expert Nurse 21：32-36, 2005
7) 立花隆夫：皮膚潰瘍（糖尿病以外）．日常診療で必ず遭遇する皮膚疾患トップ20攻略本，古川福実編，pp139-148, 南江堂，東京，2013
8) 日本皮膚科学会創傷・褥瘡・熱傷ガイドライン委員会：下腿潰瘍・下肢静脈瘤診療ガイドライン（第2版）．日皮会誌 127：2239-2259, 2017
9) 立花隆夫：下肢静脈瘤の新しい治療法；血管結紮術併用硬化療法について．Expert Nurse 18：18-21, 2002
10) 立花隆夫：下肢静脈瘤の保存的治療．MB Derma 89：31-36, 2004
11) 立花隆夫：下肢静脈瘤．美容皮膚科学（改訂2版），日本美容皮膚科学会監，pp675-682, 中山書店，東京，2009
12) 立花隆夫：下肢静脈瘤硬化療法．皮膚疾患診療実践ガイド（第2版），宮地良樹ほか編，pp211-213, 文光堂，東京，2009
13) 河合幹雄，三原祥嗣，水野俊子ほか：皮膚灌流圧測定による虚血性下腿潰瘍の評価法．臨皮 61：67-70, 2007
14) 立花隆夫：老化と皮膚血管．日医師会誌 137：2431-2435, 2009
15) O'Meara S, Cullum NA, Nelson EA: Compression for venous leg ulcers. Cochrane Database Syst Rev CD000265, 2009
16) Kolbach DN, Sandbrink MW, Neumann HA, et al: Compression therapy for treating stage I and II (Widmer) post-thrombotic syndrome. Cochrane Database Syst Rev CD004177, 2003
17) Nelson EA, Bell-Syer SEM, Cullum NA, et al: Compression for preventing recurrence of venous ulcers. Cochrane Database Syst Rev CD002303, 2000
18) Kolbach DN, Sandbrink MW, Hamulyak K, et al: Non-pharmaceutical measures for prevention of post-thrombotic syndrome. Cochrane Database Syst Rev CD004174, 2004
19) 平井正文：弾力ストッキングの臨床応用；特に伸縮性・伸び硬度およびLaplaceの法則について．静脈学 18：239-245, 2007

I 外来での管理

下肢静脈瘤に伴う愁訴に対する漢方薬の有用性

林　忍

KEY SENTENCE

- 下肢静脈瘤の根治的治療の待機期間中や，一連の治療が終了した後に残存した愁訴に対し，弾性ストッキングによる圧迫療法に加えて漢方製剤を併用している。
- 桂枝茯苓丸，五苓散，柴苓湯，芍薬甘草湯の漢方製剤4処方は，下肢静脈瘤に伴う「倦怠感」「痺れ」「冷え」「痛み」「浮腫」の各症状に対して有用であり，漢方製剤は治療選択肢の1つとなり得る。
- 漢方製剤は症状に応じた選択をすることにより，その臨床的有用性をより高め，下肢静脈瘤患者のQOLが改善されることが示唆された。

はじめに

　下肢静脈瘤は，下肢の倦怠感や痺れ，疼痛，浮腫，こむら返りなどさまざまな自覚症状を伴う疾患である。静脈瘤を根治すればこれらの愁訴は軽減されることが多い。しかし，下肢静脈瘤患者には高齢者も多く，外科的治療に適さない基礎疾患を有する患者や積極的治療を希望しない患者もいる。また，一連の治療が終了した後も不定愁訴が残ることもある。下肢静脈瘤に伴う諸症状を軽減することは，患者QOLの観点から重要である。

　当院ではストリッピング手術やレーザー治療などの根治的治療の待機期間中に，医療用弾性ストッキングによる圧迫療法に加え，漢方薬を投与することで，静脈瘤に伴う諸症状が緩和されるケースを多数経験してきた。本稿では，下肢静脈瘤に伴う各症状に対して有効と思われる漢方処方を紹介する。

A 下肢静脈瘤の自覚症状による漢方処方の選択

　下肢静脈瘤の自覚症状による漢方処方の選択例を示す（表1）。

表1　下肢静脈瘤の自覚症状による漢方処方の選択例

症状	漢方処方
倦怠感・痺れ・冷え・疼痛	桂枝茯苓丸
浮腫	柴苓湯，五苓散
こむら返り	芍薬甘草湯

1 倦怠感・痺れ・冷え・疼痛に対する処方

●桂枝茯苓丸（けいしぶくりょうがん）

　桂枝茯苓丸は東洋医学的概念である「瘀血（おけつ）」を改善する代表的処方であるが，瘀血は西洋医学的には微小循環障害および「うっ血状態」に相当する。下肢静脈瘤の病態は静脈の弁不全による下肢静脈血のうっ滞であり，これまでに桂枝茯苓丸の臨床的有用性が報告されている[1〜5]。

　桂枝茯苓丸は，桂皮（けいひ），芍薬（しゃくやく），桃仁（とうにん），牡丹皮（ぼたんぴ），茯苓（ぶくりょう）の5種の生薬から構成される。薬効薬理として，血管拡張作用，血液粘度低下作用，血小板凝集抑制作用などが報告され，臨床的には血流改善作用による倦怠感や痺れの改善効果が期待できる。

2 浮腫に対する処方

●五苓散（ごれいさん）

　五苓散は利水作用（水分代謝調節作用）を有し，水分バランスを整えて浮腫の改善に効果が認められる処方である。漢方医学でいう利水とは，西洋医学的な利尿とは異なる性質の作用であり，水分過多の状態では利尿作用を有する一方で，脱水状態では抗利尿に働く双方向性の水バランス調節作用をいう。茯苓（ぶくりょう），猪苓（ちょれい），白朮（びゃくじゅつ），沢瀉（たくしゃ），桂皮（けいひ）の5種の生薬から構成されるが，利水作用を有するのは主に茯苓，猪苓，白朮，沢瀉であり，桂皮は血管拡張により循環を改善することで利水作用を増強し，鎮痛にも働く。臨床的には浮腫，急性胃腸炎，頭痛などに広く用いられている。

●柴苓湯（さいれいとう）

　柴苓湯は，前述の五苓散に小柴胡湯（しょうさいことう）（柴胡（さいこ），半夏（はんげ），生姜（しょうきょう），人参（にんじん），大棗（たいそう），甘草（かんぞう），黄芩（おうごん））を合わせた構成の処方である。五苓散と小柴胡湯の合剤である柴苓湯は，水分代謝調節作用に加え，抗炎症作用ならびに内因性ステロイド増強作用を併せもち，浮腫と炎症の両方に一剤で対応することが可能である。その他，血小板凝集抑制作用の報告もあり[6]，下肢静脈瘤に炎症の高度な血栓性静脈炎を併発する場合には特に効果が期待できると考えられる。

　なお，副作用としてまれに間質性肺炎や肝機能障害などを生じることがあるので，本剤投与に際しては注意を要する。

表2 対象と方法

		桂枝茯苓丸	五苓散	柴苓湯	芍薬甘草湯
症例数		30例 (男性8,女性22)	21例 (男性6,女性15)	12例 (男性4,女性8)	20例 (男性6,女性14)
対象患者	随伴症状・合併症	不定愁訴 (倦怠感,痺れなど)	浮腫	表在性の 血栓性静脈炎	こむら返り
	CEAP分類	C3以上			
併用療法		弾性ストッキング			
併用禁止薬			利尿剤	利尿剤	
		他の漢方製剤			
投与期間		12週間			2週間

3 こむら返りに対する処方

●芍薬甘草湯

　芍薬甘草湯は芍薬と甘草のみで構成される簡素な処方である。基礎疾患の有無・種類によらず，こむら返りに対して有効性が得られやすく即効性もあるため，広く用いられている[7)〜9)]。芍薬甘草湯は，神経筋シナプス遮断による筋痙攣抑制作用を有し，そのメカニズムは芍薬成分ペオニフロリンによるCa^{2+}の制御と，甘草成分グリチルリチンによるK^+の制御のカップリングであるとされている[10)]。

　甘草の含有量が多いため，漫然とした使用では偽アルドステロン症を発症しやすく，低カリウム血症による脱力や不整脈，および横紋筋融解症を生じることがあるので注意を要する。カリウム値は服薬中止により数日で正常化することが多い。ループ系・チアジド系利尿剤などとの併用にも注意を払う必要がある。

B 臨床的検討

　われわれはこれまでに桂枝茯苓丸，五苓散，柴苓湯，芍薬甘草湯の4処方の，下肢静脈瘤に対する臨床的有用性について検討し報告を行ってきた[4)11)]。これまでの報告を総括するとともに，下肢静脈瘤に対する漢方処方の選択に関する若干の考察を加えたのでここに紹介する。

1 対象と方法

　各臨床研究の対象患者はそれぞれ異なり，桂枝茯苓丸は倦怠感や痺れなどの不定愁訴を有する患者に，五苓散は自覚的・他覚的に浮腫を認める患者，柴苓湯は表在性の血栓性静脈炎を併発する患者，芍薬甘草湯はこむら返り症状を有する患者を対象とした（表2）。

　いずれの試験も弾性ストッキング（標準圧迫力：20〜30 mmHg）は全例で併用し，漢方製剤の投与期間は桂枝茯苓丸，五苓散，柴苓湯は12週間，芍薬甘草湯は2週間として，投与前後で各評価を行った。

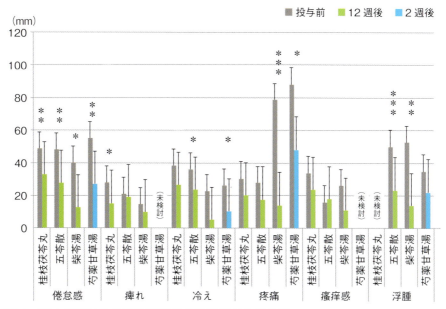

図1　漢方製剤による下肢静脈瘤自覚症状の改善効果
mean±SD，＊：p＜0.05，＊＊：p＜0.01，＊＊＊：p＜0.001，paired-t test

2　結　果

●自覚症状の改善

　自覚症状はvisual analogue scale（VAS）で評価した。いずれの処方も患者の自覚症状を改善したが，処方ごとに相違が認められた。桂枝茯苓丸では「痺れ」が，五苓散では「浮腫」に加えて「冷え」が，柴苓湯では「浮腫」と「疼痛」が，芍薬甘草湯では「疼痛」と「冷え」が著明に改善されていたのが特徴的で，特に改善された症状はおのおのの処方の効能に合致する傾向が認められた（図1）。

●桂枝茯苓丸による微小循環の改善

　桂枝茯苓丸の検討では皮膚灌流圧（skin perfusion pressure：以下，SPP）の変化を検討したが，投与後でその上昇が認められ，桂枝茯苓丸の末梢血流量増加による血流改善作用を確認することができた（図2）。

●五苓散・柴苓湯による浮腫の軽減効果

　五苓散・柴苓湯の検討では下肢の周囲径の変化を膝蓋骨上，下腿最大，外踝の3点で計測したが，いずれの処方も投与後で下肢周囲径は有意に改善した（図3）。

●芍薬甘草湯によるこむら返りの改善

　芍薬甘草湯の検討ではこむら返りの出現頻度を検討したが，投与2週後に有意な回数の減少が認められ，こむら返り出現時の疼痛の程度においても有意に改善した。

I 外来での管理

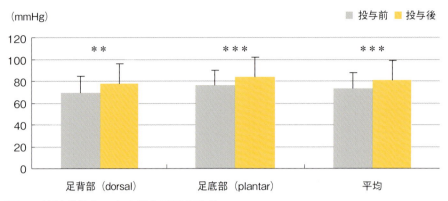

図2 桂枝茯苓丸による微小循環の改善
mean±SD, ＊＊：p＜0.01, ＊＊＊：p＜0.001, paired-t test

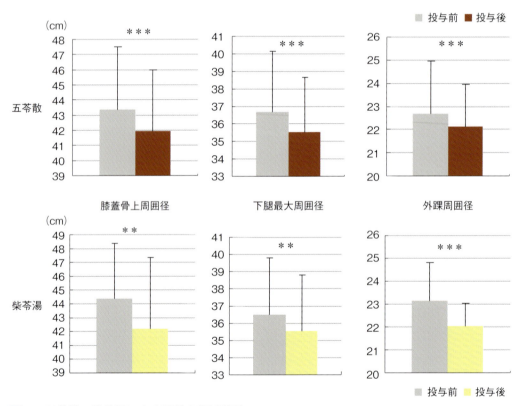

図3 五苓散・柴苓湯による浮腫の軽減効果
mean±SD, ＊＊：p＜0.01, ＊＊＊：p＜0.001, paired-t test

● 静脈瘤重症度の改善

　CEAP（clinical sign, etiologic classification, anatomical distribution, pathophysiologic dysfunction）分類で評価した静脈瘤重症度について，桂枝茯苓丸では全体で有意な改善を認めた．特に色素沈着・湿疹（C4），浮腫（C3）の改善が認められた．なかには2段階の改善が認められた症例もあり，結果的に重

表3 臨床的検討（結果のまとめ）

		桂枝茯苓丸	五苓散	柴苓湯	芍薬甘草湯
自覚症状	倦怠感	○	○	○	○
	痺れ	○			
	冷え		○		○
	疼痛			○	○
	瘙痒感				
	浮腫		○	○	
	こむら返り			○	○
血流（SPP）		◎	−（未測定）	−（未測定）	−（未測定）
浮腫（客観的所見）		−（未測定）	◎	◎	−（未測定）
静脈瘤重症度（CEAP分類）		◎	○	△	−（未測定）
性差（男性＜女性）		あり	なし	なし	なし

◎：著効　○：改善　△：不変

症度の改善率が3処方の中で最も高かったのは桂枝茯苓丸だった。

五苓散については，色素沈着など（C4）は改善した例もあったが，浮腫（C3）は完全に消失した症例はなかった。

柴苓湯は，CEAP分類の改善の観点からはほとんど変化が認められなかった。

●効果の性別比較

対象患者を性別で分類して比較検討したところ，桂枝茯苓丸には効果に性差が認められた。桂枝茯苓丸による自覚症状および他覚的所見（SPP）の改善効果は，男性より女性の方が明らかに高かった。五苓散も自覚症状では男性より女性の方が効果が高い傾向が認められたが，他覚的所見（下肢周囲径）は男女ともに有意に改善しており，性差は認められなかった。柴苓湯は，自覚症状・他覚的所見（下肢周囲径）ともに効果に性差は認められず，芍薬甘草湯においても自覚症状に性差は認められなかった。

●血栓性静脈炎合併症例における血栓の状態

柴苓湯の検討では，表在性の血栓性静脈炎合併症例において，抗凝固薬および抗血小板剤の使用の有無にかかわらず12例中10例の患者で，柴苓湯投与後に血栓の消失ないし縮小が認められた。

前述した結果のまとめを示す（表3）。

C 考察

以上の結果より，有症状の下肢静脈瘤に対する漢方処方の選択について，現時点で著者が考える治療フローチャートを示した（図4）。

下肢静脈瘤と診断され，自覚症状を伴い，患者が希望する場合は漢方薬投与の対象となり，弾性ストッキングに漢方製剤の併用を検討する。自覚症状がない場合は漢方薬は使用せず，弾性ストッキングのみで治療を行っている。自覚症状があり血栓性静脈炎を伴う症例や疼痛や炎症所見が顕著な症例では柴苓湯が，血栓

I 外来での管理

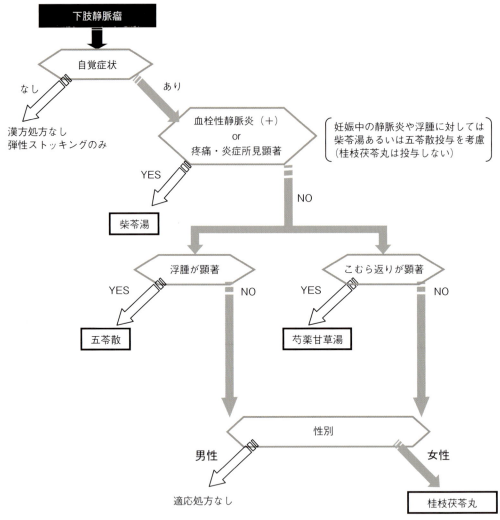

図4　有症状の下肢静脈瘤に対する漢方処方の選択フローチャート

性静脈炎や疼痛・炎症所見は見られないが浮腫が著しいケースには五苓散が適当であると考える。また，こむら返りが顕著であれば芍薬甘草湯を選択する。それ以外の症例には桂枝茯苓丸が適当と考えられるが，桂枝茯苓丸は男性では自覚症状などの改善効果が乏しかったことから女性のみに用いるのが妥当と考える。柴苓湯や五苓散および芍薬甘草湯の非適応の男性に関しては，現時点では漢方薬の処方は行っていない。

　なお，桂枝茯苓丸の臨床効果に性差を認めたことに関しては，下肢静脈瘤は黄体ホルモンが重要な誘因の1つである[12]のに対し，桂枝茯苓丸はLH-RH antagonistとしてLHおよびFSH分泌を抑制するとされる[13]ことから，桂枝茯苓丸による黄体ホルモン分泌調整作用の関与を考えている。

　下肢静脈瘤の患者不定愁訴や浮腫などの症状に対し，漢方製剤4処方（桂枝

茯苓丸，五苓散，柴苓湯，芍薬甘草湯）は，適切に選択することでその臨床的有用性をより高められることが示唆された．しかし，いずれの検討も single-arm study であるため，漢方製剤の有用性を現段階では断定することはできない．今後，RCT を含めたさらなる検討が必要であろう．

まとめ

現在の下肢静脈瘤治療のスタンダードは，ストリッピング手術やレーザー治療などの外科的治療が中心であることに異論はない．しかし，外科的治療の非適応症例や拒否例，治療待機期間中の患者，外科的治療後もなお不定愁訴が残るケースなどでは，患者 QOL 改善のために，漢方製剤の投与も治療オプションの 1 つとなり得るだろう．

●引用文献

1) 牧田憲太郎：下肢静脈瘤・冷え症・紫斑病の漢方療法．現代東洋医（臨増）13：158-161, 1992
2) 平野佳弘：桂枝茯苓丸の服用とともに下肢静脈瘤の手術を回避しえている糖尿病の 2 例．日東洋医誌 33：29-34, 1993
3) 大熊守也，新藤啓，石田修ほか：静脈瘤の硬化療法；50 症例の総括．皮膚 37：651-657, 1995
4) 林忍，渋谷慎太郎，江川智久ほか：下肢静脈瘤に伴う不定愁訴に対する桂枝茯苓丸の臨床的有用性の検討．静脈学 24：303-310, 2013
5) 小西康信，左近慶人，中村健ほか：下肢静脈瘤治療における桂枝茯苓丸の有効性．漢方と最新治療 23：363-368, 2014
6) 服部元史，小松康宏，長田道夫ほか：ラット実験的ネフローゼ症候群モデルに対する柴苓湯の効果；特に抗血小板作用について．和漢医薬会誌 8：440-441, 1991
7) 山下淳一：透析患者の透析中，透析後の筋攣縮痛に対するツムラ芍薬甘草湯の効果について．痛みと漢方 2：18-20, 1992
8) 熊田卓，熊田博光，与芝真ほか：TJ-68 ツムラ芍薬甘草湯の筋痙攣（肝硬変に伴うもの）に対するプラセボ対照二重盲検群間比較試験．臨医薬 15：499-523, 1999
9) 大谷真二，清水康廣，杉山悟ほか：下肢静脈瘤の有痛性筋痙攣に対する芍薬甘草湯の効果．漢方医 29：221-223, 2005
10) 木村正康：漢方方剤による病態選択活性の作用機構；蒼朮成分から ACh 受容体脱感作促進物質の薬理学的発見．代謝 29（臨増）：9-35, 1992
11) 林忍，渋谷慎太郎，大久保博世：下肢静脈瘤に伴う浮腫に対する五苓散の治療効果．日血管外会誌 23：831-835, 2014
12) Began JJ: Surgical management of primary and recurrent varicose veins. Handbook of Venous Disorders（2nd ed），edited by Gloviczki P, et al, pp289-302, Arnold, Great Britain, 2001
13) Sakamoto S, Kudo H, Kawasaki T, et al: Effects of a Chinese herbal medicine, keishi-bukuryo-gan, on the gonadal system of rats. J Ethnopharmacol 23: 151-158, 1988

II 逆流本幹の治療

- 表在静脈のうっ滞を根本的に解消しようとする際に，最初のターゲットとなるのはその逆流の本幹の部分である。今や治療の主役となった各世代の血管内焼灼機器，さらには今後普及する可能性のある機器について知っておきたい。
- これらの機器の登場で下肢静脈瘤の治療戦略には大きなパラダイムシフトが起こったが，伝統的なストリッピング手術の有効性そのものが失われたわけではない。今一度，その長所を見直しておきたい。

波長 1470nm レーザーおよび高周波治療機器の治療成績

血管内焼灼術の手技：私の方法

非焼灼治療―シアノアクリレートによる血管内塞栓術―

ストリッピング手術の役割

II 逆流本幹の治療

波長1470nm レーザーおよび高周波治療機器の治療成績

山本　崇

KEY SENTENCE
- 血管内焼灼術で使用される機器は，更新・変更が加えられ，安全性や有効性が非常に高くなっている。
- レーザー機器および高周波機器の治療成績は，最新機種の間で比較すると有意な差を認めない。
- レーザー機器と高周波機器では治療システムが異なるため，使い勝手には一長一短があるが，年々その差は縮まっておりわずかなものとなっている。
- 2018年にスリムファイバーと呼ばれる直径の細いレーザーファイバーが導入され，より多くの症例への応用が期待される。

はじめに

2011年に下肢静脈瘤血管内焼灼術が保険収載となってから7年が経過した。当初導入された機器〔（波長980nmの半導体レーザー（Ceralas®E：biolitec社，ドイツ），ベアチップファイバー（ELVeS® kit：biolitec社）〕に加えて，2014

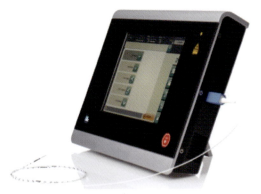

(a) LEONARDO® 1470

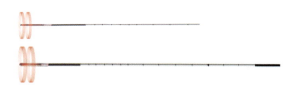

(b) ELVeS® Radial® 2ring slim（上）と ELVeS® Radial® 2Ring（下）

図1　LEONARDO® 1470, ELVeS® Radial® 2Ring

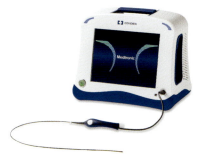
(a) ClosureRFG™

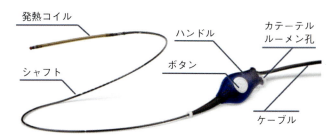
(b) ClosureFast™
発熱コイル長は 3cm・7cm と 2 種類が提供されている。

図 2　エンドヴィーナス クロージャー システム

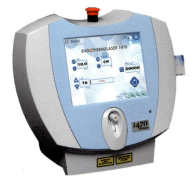
(a) ENDOTHERMELASER™ 1470

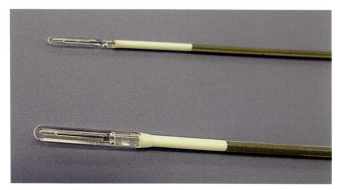
(b) Ringlight™ Slim Fiber Probe（上）と Ringlight™ Fiber Probe（下）

図 3　LSO

　年に波長 1470 nm の半導体レーザー（LEONARDO® 1470：biolitec 社）にラディアル 2 リングファイバー（ELVeS® Radial® 2Ring：biolitec 社）を組み合わせた機器（以下，ELVeS：図 1）と高周波を用いた治療（エンドヴィーナス クロージャー システム：Covidien 社，米国：図 2）（radiofrequency ablation：以下，RFA）が，そして 2015 年に波長 1470 nm の半導体レーザー（ENDTHERMELASER™1470：LSO 社，フランス）にラディアルファイバー（Ringlight™ Fiber Probe：LSO 社）を組み合わせた機器（以下，LSO）（図 3）が認可された．さらに各レーザー機器については，2017・2018 年にスリムファイバーと呼ばれる細いファイバーが導入され，シースを必要とせず穿刺針だけで血管にアプローチすることが可能となった（Ringlight™ Slim Fiber Probe：LSO 社，ELVeS® Radial® 2ring slim：boilitec 社）．

　世界的に見ると，血管内焼灼術のシェアはレーザーと高周波でほぼ二分されており，レーザーは ELVeS・LSO も含めて多くの機器が存在し，高周波はほぼ RFA が独占している状態である．わが国では，レーザーの先発機である ELVeS もしくは RFA が使用されている施設が圧倒的に多いのが現状で，後発の LSO

II 逆流本幹の治療

が追い上げている。

本稿では，わが国でのレーザーの主流を占める ELVeS と RFA を中心にその特徴・臨床成績，およびその特徴に基づく適応や使い分けの実際について詳説する。

A レーザーについて

1 レーザー治療機器の構成

レーザー光を発振しその出力を調整するレーザー装置と，そのレーザー光を誘導し先端より放出する光ファイバーから構成される。レーザー装置からは治療用のレーザー光とともに可視光のガイド光が発せられ，ガイド光が光ファイバーの先端より放出されることで，先端の位置を体表面より容易に確認することができる。

2 レーザー波長

血管内レーザー焼灼術（endovenous laser ablation：以下，EVLA）で主に用いられているレーザーの波長は 810, 980, 1320, 1470 nm で，これらはヘモグロビンに強く吸収される波長（810, 980 nm）と，水に強く吸収される波長（1320, 1470 nm）とに分類される。EVLA が開発された当初は波長の短いレーザーが用いられていたが，1470 nm などの長い波長のレーザーを使用すると，EVLA 術後の疼痛や皮下出血を減らすことができるとわかり[1]，主流は 1470 nm に移行している。ELVeS・LSO でも 1470 nm が使用されている。

3 光ファイバー

●ベアチップ（型）ファイバー

ベアチップファイバー（図 4-a）は，石英ガラスの光ファイバーが先端部を除いて被覆された構造で，レーザー光は先端部より光ファイバーの軸方向へ放出される。そのため，レーザー光は先端周囲の血液を集中的に加熱し，急速に加熱された血液が炭化物となって光ファイバー先端に付着する。炭化物はレーザー光を強く吸収するため，光ファイバーから放出されたレーザー光の大部分が炭化物を加熱し，1,200℃以上の高温となる[2]。そして，高温化した炭化物と接触した部位は穿孔して EVLA 術後の皮下出血の原因となり，炭化物と接触しなかった部位の熱変性は軽度に留まる[3]。

このように，血管壁が不均一に焼灼されることがベアチップファイバーの欠点となる。

● ラディアル（型）ファイバー

ベアチップファイバーの欠点を改善するため，血管壁を全周性に均一に焼灼できるラディアル型ファイバーが開発された。ラディアルファイバー（図4-b）は先端部にプリズムが装着されており，直進してきたレーザー光の方向を変え，光ファイバー周囲に全周性に拡散させることが可能である。その結果，血管壁を均一に焼灼することができ[3]，治療後の皮下出血や疼痛を減少させる[1)4)5]。さらにラディアル2リングファイバー（図4-c）はプリズムが2カ所に装着されており，それぞれでレーザー光を拡散することができる。レーザー光の照射を分散

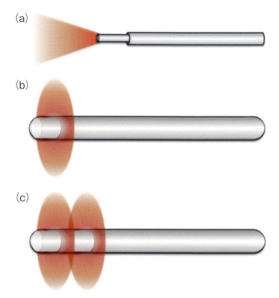

(a) ベアチップファイバー
　レーザー光は軸方向に直進する。
(b) ラディアルファイバー
　先端のプリズムにより光の方向が変わり，光は全周性に拡散する。
(c) ラディアル2リングファイバー
　2つのプリズムにより，光は2カ所に分かれて拡散する。

図4　各種光ファイバーとその特徴

することで焼灼時の必要以上の温度上昇を抑え，各部位が2回焼灼されるため，より均一な焼灼が可能となっている[3]。また，ラディアル型の光ファイバーは，先端部が丸く加工されているため血管内を光ファイバー単独で進めることができる。

● ファイバーの違いが治療に与えた影響

ラディアル型のファイバーの最大のメリットは，治療の安全域・有効域が広がったことである。出力が低いと焼灼が不十分で再発・再疎通の原因となり，出力が高いと血管壁の穿孔や周囲組織損傷の危険性が高まる。その両者の間が安全かつ有効な治療域となる。

明確な基準はないが，ベアチップ型ではその治療域が非常に狭い印象がある。最適な出力を求めて，血管壁の厚みや年齢，重症度，血管径などさまざまなパラメーターを設定し模索したが，良い結果は得られなかった。それに対し，ラディアル型では低い出力でも全周性に血管壁が加熱され，高い出力でも穿孔を生じないため治療域は非常に広く，焼灼にあたって細かな出力の設定にこだわる必要はない[1)3)4]。

II 逆流本幹の治療

B 高周波について

1 高周波機器の構成

　RFAは高周波を発生しその出力を調整する発生装置（ClosureRFG™：Covidien社：図2-a）と，血管内に挿入し血管を加熱するカテーテル（ClosureFast™：Covidien社：図2-b）から構成される。発生装置より送られた高周波が，シャフトの先端に設置された7cmもしくは3cm長の発熱コイルを加熱し，伝導加熱によって周囲の血管壁を焼灼して均一な熱変性をもたらす[6]。

2 温度センサーと出力の調整

　RFAでは，発熱コイルの先端より約1cmの部位に温度センサーが装着されており，設定した温度を維持するように自動的に出力が調整される。加熱温度や加熱時間は設定を変更できるが，初期設定での使用が推奨されている。初期設定では，発熱コイルは5秒以内に120℃に達するように加熱され，その後は20秒まで120℃が維持されるように出力が調整される。

C EVLA・RFAの治療成績

1 治療成績

　波長1470 nmのEVLAおよびRFAはそれぞれ初期成功率が99～100％，97～100％，そして焼灼部位の閉塞率がともに1年で99～100％と報告されており，いずれも静脈抜去術の成績と比較して劣らない（表1, 2）[1)4)5)7)～14)]。

　特にわれわれの報告[14)]ではELVeSで99.8％，RFAで100％と両者とも非常に優秀で有意差のない初期成功率が得られた。報告の期間に含まれなかった例も合わせて不成功に終わった例は，右心不全により大伏在静脈に拍動性の逆流を認めていた例や，焼灼区間が非常に短かった例などで，年齢や血管径を問わず一般的な病態の伏在静脈への治療が不成功に終わった例は経験していない。また，経験した症例数は前述の2機種にははるかに及ばないものの，LSOの治療成績も遜色のないものであった。

2 合併症

　下肢静脈瘤は良性疾患であるため治療法に求められるハードルは高く，高い治療効果だけではなく低侵襲で術後QOLの優れたものであることが望ましい。ELVeSやRFAでは，疼痛，内出血，血栓性合併症，神経障害などの合併症は

表1 波長1470nmレーザーの報告例

著者	報告年	使用機器	肢	観察期間	成功率(%)	重症度評価 時期,スコア	疼痛 時期,スコア	皮下出血 時期,スコア	日常生活への復帰
Doganci[5]	2010	980 nm＋B	52	6カ月	100%	6カ月, 2.2	3.2日	43%	2.3日
		1470 nm＋R	54		100%	6カ月, 2 VCSS, NS	2.2日 *, $p<.05$	7% $p<.001$	1.6日 $p<.05$
Schwarz[1]	2010	1470 nm＋B	168	3カ月	100%	—	103	84%	—
		1470 nm＋R	144		100%	—	82 †	64% $p<.0001$	—
Pannier[7]	2011	1470 nm＋R	50	6カ月	100%	—	§	20%	—
Hirokawa[4]	2014	1470 nm＋B	215	12カ月	100%	—	7%	19%	—
		1470 nm＋R	177		100%	—	1% **, $p<.001$	2% $p<.001$	—
von Hodenberg[8]	2014	1470 nm＋R	308	12カ月	99%	—	—	—	—
山本[14]	2016	1470 nm＋2R	1046	1カ月	99.8%	—	1週, 0.2%	1日, 0.8%	—
		RFA	991		100%	—	1週, 0.3% NS	1日, 0.9% NS	—

B：ベアチップファイバー，R：ラディアルファイバー，2R：ラディアル2リングファイバー，NS：not significant，VCSS：venous clinical severity score，＊：痛みを感じた日数，†：NSAIDsの使用量（mg），§：44％痛みなし，50％痛みはあるが内服不要，＊＊：疼痛を認めた肢

非常に少なく，両者の間には有意な差を認められない．われわれの報告[14]では，術後の疼痛にて鎮痛薬の追加処方などの処置を要したものがELVeSで0.2％，RFAで0.3％と非常に少ない結果となった．焼灼した伏在静脈は瘢痕化し，その吸収には6〜12カ月程度を要するため，ある程度の違和感やつっぱり感を訴えることはあるが，日常生活や運動に支障の出るほどではない．

血管内焼灼術の導入当初は深部静脈血栓症（deep vein thrombosis：以下，DVT）やEHIT（endovenous heat-incluced thrombus）といった血栓性合併症の危険性が危惧されたが，その後の経験で血管内焼灼術に由来するDVTはほとんど生じないこと，EHITは数％に生じるが抗血栓薬の処方などの処置を要するものは0.2〜0.5％程度であり，しかも抗血栓薬の服用により特に問題を生じることなく消失することがわかっており，あまり恐れる必要はない．

神経障害の発生率に機種間の違いはなく，解剖学的な注意点が明らかになることにより年々発生率が低下している実感がある．以前は1.5％程度に認めていたが，現在は0.5％を下回っている．

D EVLAとRFAの違い

1 出力の調整

EVLA機器ではレーザー装置の出力と光ファイバーの牽引速度により，各部位の焼灼に用いる熱量を調整することができる．それに対しRFAでは，あらかじめ設定した温度を維持するように自動的に出力が調整される．このように加熱

表2 高周波治療機器の報告例

著者	報告年	使用機器	肢	観察期間	成功率(%)	重症度評価時期, スコア	疼痛時期, スコア	皮下出血時期, スコア	日常生活への復帰
Almeida[9]	2009	980 nm＋B	41	1カ月	100 %	1週, 5.9	1週, 1.8	2日, 80 %	―
		RFA	46		100 %	1週, 4.2	1週, 0.2	2日, 33 %	―
						VCSS $p=.0002$	VAS $p<.0001$	$p<.0001$	
Shepherd[10]	2010	980 nm＋B	64	1.5カ月	―	6週, 10.8	＊, 10日, 3.4	―	3日, 50 %
		RFA	67		―	6週, 10.9	＊, 10日, 2.2	―	3日, 60 %
						AVVQ, NS	VAS $p=.001$		NS
Creton[11]	2010	RFA	295	12カ月	97 %		30 %	―	―
Rasmussen[12)13]	2011, 2013	980 nm＋B, 1470 nm＋B RFA	144 148	36カ月	99 % 100 %	†, NS †, NS VCSS, AVVQ	＊, 10日, 2.6 ＊, 10日, 1.2 VAS $p<.001$	―	2日 1日 中央値
山本[14]	2016	1470 nm＋2R RFA	1046 991	1カ月	99.8 % 100 %		1週, 0.2% 1週, 0.3%	1日, 0.8% 1日, 0.9% NS	NS

B：ベアチップファイバー, NS：not significant, VCSS：venous clinical severity score, AVVQ：aberdeen varicose vein questionnaire, VAS：visual analog scale, pre：術前, ＊：10日の平均, †：数値の記載なし

する仕組みが異なることから，当然ながらEVLAとRFAの間で加熱された血管壁や周囲組織の変化も異なり，それが臨床成績に差をもたらすのではないかと導入当初は考えられていた．例えば，EVLAでは治療中の調整次第では血管周囲の温度が非常に高くなる可能性があるのに対して，RFAでは120℃を上回ることは絶対にない．そして，血管が局所的に拡張している場合に，EVLAでは該当部位の出力を強くすることが可能であるが，RFAでは出力の人為的な調整はできない．そういった環境変化に応じて出力を調整するために，RFAカテーテルには温度センサーによるフィードバック機構が備わっているが，温度センサーは加熱部の1カ所に搭載されているだけであり，また加熱部は部分的に出力を調整することはできないので，ある程度加熱が弱い部位を生じる可能性は否定できない．

さらに，EVLAでは治療中より血管壁が長さ・直径ともに強く収縮することが観察されるのに対して，RFAでは概して血管壁の収縮は弱く，またその違いは治療後数カ月経過しても継続している．そういった特性を考えると，治療の成功率・再発率や術後のツッパリ感・神経障害などの合併症に影響が出るのではないかと予想され，注意深く観察を重ねたところ有意な差はなかった[14]．

どちらの機種も治療の安全域が非常に広いため，加熱の程度に多少のばらつきがあっても治療成績に違いを及ぼすほどの影響を与えないのだと考えられる．

2 器具先端位置の確認

光ファイバー・カテーテル先端の位置は，焼灼を始める前に必ず確認するべき重要な情報である．焼灼を始める位置についてはさまざまな議論があり，いまだ

意見の統一はされていないが，深部静脈を焼灼しないということについては一致している。つまり，不慣れな医師にとって最も大切なことは深部静脈に器具が入っていないことを確認することで，大伏在静脈大腿静脈接合部（sapheno-femoral junction：以下，SFJ）や伏在膝窩静脈接合部（saphenopopliteal junction：以下，SPJ）からの距離は慣れてから考えればよい。

ELVeS や LSO に備わっているガイド光は，ただ先端の位置を知らせるだけではなく，深部静脈に入っていないことのサインでもある。ガイド光はあまり強くないため，深部静脈に先端があると光が視認されず，伏在静脈にあると視認される。したがって，ガイド光の強さを見るだけで先端の深さは見当がつくことが多い。ただし，極端に太っている患者や痩せている患者ではその限りではなく注意を要する。

一方で RFA にはガイド光は備わっていない。手技に慣れるとエコーガイド下に先端を確認するのは難しいことではないが，術者が不慣れな場合は，TLA 麻酔の際に血管周囲に空気が混入した例や，皮下脂肪が厚い例などでカテーテル先端の確認に苦労する場合がある。先端の描出に自信がない場合は，器具を挿入する前に体表面から長さの見当をつけたり，最初から器具を深部静脈まで挿入しないことで深部静脈の誤焼灼は避けることができる。そして，TLA を注入する際に SFJ・SPJ の手前でいったん注入を止め，器具の位置合わせや血管・神経などの周囲組織の再確認を行ったうえで，落ち着いて近傍の TLA 注入へ進むことも助けになる。さらに，RFA の場合は温度を確認することで先端が深部静脈にあるのか，伏在静脈に入っているのか判別することもできる。TLA 麻酔（室温）を注入後に，発生装置の表示が 30℃ 以下を示していれば先端は伏在静脈にあると考えられる。

これらの工夫を駆使すれば，ガイド光がなくても確実に深部静脈の焼灼を防ぐことは可能である。

3 焼灼部の長さ

ELVeS では 2 カ所に 6 mm の間隔でプリズムが設置され，光の広がりを含めて約 1 cm の長さで焼灼が行われる。それに対し，RFA では発熱コイルの長さである 7 cm もしくは 3 cm が同時に均等に焼灼される。発熱コイルが長いことは治療時間の短縮に寄与しており，例えば 7 cm の血管を加熱する場合，ELVeS で 1 cm あたり 7 秒の速度で加熱すると 49 秒要するが，RFA では 20 秒しか必要としない。しかし，焼灼区間が非常に短い症例では，発熱コイルが焼灼区間からはみ出てしまうため，RFA の対象として理想的ではない。

当初は RFA カテーテルの焼灼区間は 7 cm のものしか導入されていなかったため RFA を使いにくい症例は多かったが，焼灼区間が 3 cm のカテーテルが導

入されたため，RFAが用いにくい例は非常に少なくなっている。

4 機器管理

ELVeS・LSOは日本工業規格の「レーザー製品の放射安全基準」においてクラス4に分類されている。そのため，管理区域を設定し，警告標識を掲示し，保護メガネを着用することが定められている。RFAについてはそのような規則はない。

5 器具の太さ

RFAカテーテルは比較的太く，血管に挿入する際には7Frのイントロデューサーシースを必要とする。それに対し，ELVeSのファイバーはわずかに細く，14G針もしくは6Frのシースで挿入できる。さらに，従来のラディアル型ファイバーと同等の性能をもちながらファイバーを細くしたスリムファイバーが，2017年にLSO社より（Ringlight™ Slim Fiber Probe），2018年にbiolitec社より（ELVeS® Radial® 2ring slim）販売されている。LSOは直径1mmで17G針，biolitecは直径1.27mmで16G針を通るので，いずれもイントロデューサーシースを用いずに使用できる。治療にかかわるコストを低減できるうえに，再発例などで伏在静脈の形態が複雑な症例への応用が期待できることから，一般的な症例においては，従来のラディアル型ファイバーはスリムファイバーに置き換わっていくことが予想される。

まとめ

主にELVeSおよびRFAについて治療成績や使い勝手を比較した。両者ともほぼすべての伏在型静脈瘤に対して良好な治療成績が得られており，治療成績の点からは有意な差は認められない。使い勝手については，一般的な症例での治療時間ではRFA，やや複雑な症例での治療の柔軟性ではLSOを含めたEVLAがそれぞれ優れていた。

●引用文献

1) Schwarz T, von Hodenberg E, Furtwängler C, et al: Endovenous laser ablation of varicose veins with the 1470-nm diode laser. J Vasc Surg 51: 1474-1478, 2010
2) Amzayyb M, van den Bos RR, Kodach VM, et al: Carbonized blood deposited on fibres during 810, 940 and 1,470 nm endovenous laser ablation: thickness and absorption by optical coherence tomography. Lasers Med Sci 25: 439-447, 2010
3) Yamamoto T, Sakata M: Influence of fibers and wavelengths on the mechanism of action of endovenous laser ablation. J Vasc Surg Venous Lymphat Disord 2: 61-69, 2014
4) Hirokawa M, Kurihara N: Comparison of Bare-Tip and Radial Fiber in Endovenous Laser Ablation with 1470 nm Diode Laser. Ann Vasc Dis 7: 239-245, 2014
5) Doganci S, Demirkilic U: Comparison of 980 nm laser and bare-tip fibre with 1470 nm laser and radial fibre

in the treatment of great saphenous vein varicositied: a prospective randomised clinical trial. Eur J Vasc Endovasc Surg 40: 254-259, 2010
6) Yamamoto T, Sakata M: Morphological Comparison of Blood Vessels that were Heated with a Radiofrequency Device or a 1470-nm Laser and a Radial 2Ring Fiber. Ann Vasc Dis 9: 272-276, 2016
7) Pannier F, Rabe E, Rits J, et al: Endovenous laser ablation of great saphenous veins using a 1470 nm diode laser and the radial fibre–follow-up after six months. Phlebology 26: 35-39, 2011 doi:10.1258/phleb.2010.009096.
8) von Hodenberg E, Zerweck C, Knittel M, et al: Endovenous laser ablation of varicose veins with the 1470 nm diode laser using a radial fiber－1-year follow-up. Phlebology 30: 86-90, 2014
9) Almeida JI, Kaufmann J, Gockeritz O, et al: Radiofrequency endovenous ClosureFAST versus laser ablation for the treatment of great saphenous reflux: a multicenter single-blinded, randomized study（RECOVERY study）. J Vasc Interv Radiol 20: 752-759, 2009
10) Shepherd AC, Gohel MS, Brown LC, et al: Randomized clinical trial of VNUSClosureFAST radiofrequency ablation versus laser for varicose veins. Br J Surg 97: 810-818, 2010
11) Creton D, Pichot O, Sessa C, et al: Radiofrequency-powered segmental thermal obliteration carried out with the closurefast procedure: results at 1 year. Ann Vasc Surg 24: 360-366, 2010
12) Rasmussen LH, Lawaetz M, Bjoern L, et al: Randomized clinical trial comparing endovenous laser ablation, radiofrequency ablation, foam sclerotherapy and surgical stripping for great saphenous varicose veins. Br J Surg 98: 1079-1087, 2011
13) Rasmussen L, Lawaetz M, Serup J, et al: Randomized clinical trial comparing endovenous laser ablation, radiofrequency ablation, foam sclerotherapy, and surgical stripping for great saphenous varicose veins with 3-year follow-up. J Vasc Surg Venous Lymphat Disord 1: 349-356, 2013
14) 山本崇，栗原伸久，広川雅之：下肢静脈瘤に対する波長1470 nm レーザーおよび高周波による血管内焼灼術の初期成績．静脈学 27：275-280, 2016

II 逆流本幹の治療

血管内焼灼術の手技：
私の方法

山本　崇

> **KEY SENTENCE**
> - 術前の計画は必ず立位で超音波検査機器を用いて行う。
> - 穿刺を成功させる最大のポイントは十分な準備である。
> - TLA麻酔液は，針先をしっかりと確認して血管壁の直上の層に注入する。
> - TLAが確実に注入され血管が十分に収縮していれば，焼灼条件にこだわる必要はない。

はじめに

　下肢静脈瘤血管内焼灼術（endovenous thermal ablation：以下，EVTA）の手技は，日本静脈学会により作成されたガイドライン[1]や成書[2]に詳細に記載されており，また下肢静脈瘤血管内焼灼術研修会の受講が実施医資格の申請に必須とされているため，実施する医師の間でかなり統一されている印象である。関与する医師の手技をある程度統一することで合併症を減らすという，新しい治療を導入するうえでの当初の目的は十分に達成されているといえる。ただし，ガイドラインや成書に記載される手技は，技量・経験・知識にばらつきのある不特定多数の医師を対象としたいわば最大公約数的なものであり，実際の臨床の場ではそれぞれの経験・好みに応じてカスタマイズがなされている。

　本稿では，著者が行っているEVTAの手技について，図や簡単な動画を交えて詳しく解説する。

A　EVTAの概略

　下肢静脈瘤のうち，伏在型と呼ばれるタイプを対象とした手術で，弁が故障し静脈血が逆流している伏在静脈に専用の器具を挿入し，その器具を用いて血管壁を加熱して不可逆的に損傷し，血管の閉塞および瘢痕化を経ての消失を狙ったものである。その手順は，①術前計画，②穿刺，③焼灼器具の挿入，④局所麻酔，

⑤焼灼と大きく5つのステップに分けられるため，この順に沿って具体的な手技を示す。

1 術前計画

手術前の準備は，伏在静脈と側枝静脈に分けて考える。

まず，EVTAの対象となる伏在静脈を超音波装置を用いて診察する。この時に忘れてはならないのが深部静脈の確認である。治療の対象となる伏在静脈を早く見たい気持ちを抑えて，最初に深部静脈の開存を確認する習慣をつけておきたい。

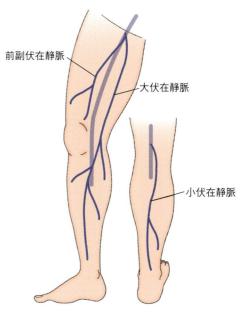

図1 大・小・前副伏在静脈の走行

深部静脈の開存を確認したら，伏在静脈の観察を行う。患者が手術台に寝てしまうと逆流の詳細な観察は困難になるため，この観察は立位もしくは坐位で行い，手術に必要な情報を漏らさないように注意する。手術のための観察なので一般的な検査とは内容が異なり，ポイントは①逆流の有無・範囲，②屈曲・瘤の存在，③周囲の神経・動脈の同定である。

● 逆流の有無・範囲

大伏在静脈（great saphenous vein：以下，GSV），小伏在静脈（small saphenous vein：以下，SSV），前副伏在静脈（anterior accessory saphenous vein：以下，AASV）の走行やその穿通枝・交通枝を含めての逆流範囲の確認が含まれる（図1）。可能であれば逆流している範囲をすべて治療することが理想だが，神経障害などの合併症を考慮して治療範囲を絞る必要がある。

具体的に悩むポイントは2つあり，1つは伏在静脈の末梢側の逆流を治療するべきか否か，もう1つは複数の伏在静脈に逆流が見られる場合にどれを治療すべきかである。

詳細については後述するが，GSV・SSVともに下腿の遠位では知覚神経が近接することが知られており[3]，それぞれ下腿遠位でのEVTAは避ける方が無難である。複数の伏在静脈に逆流を認める場合の判断は容易ではない。複数の伏在静脈がそれぞれある程度の逆流を認め，そのすべてが臨床症状に関与している場合はすべての伏在静脈を処置すればよい。逆に，1本が飛び抜けて臨床像に影響しており，他は検査上で確認される程度の逆流に留まる場合は難しい判断を要する。

II 逆流本幹の治療

　目先の症状は，その中心的な血管を処置すれば，他の血管を放置しても改善される可能性が高い。ただし，放置した伏在静脈が後日の再発の原因になる例がまれに認められ，焼灼部位を増やすことによる問題点はかなり少ないことを考慮すると，よほどの理由がなければ疑わしい血管は一期的にまとめて処置する方が望ましい。

● 屈曲・瘤の存在

　伏在静脈は固い膜に包まれているため，逆流を生じていても側枝静脈のように蛇行したり瘤化したりすることはまずない。ただし，部分的に屈曲や瘤化を生じることがあり，血管内に焼灼器具を挿入する際の障害となる可能性がある。焼灼器具が進まない場合は，追加で穿刺し分割して焼灼する必要があるため，この段階で確認し準備しておく方が賢明である。

● 周囲の神経・動脈の同定

　伏在静脈周囲の神経・血管の状況は神経障害や動静脈瘻といった合併症を避けるうえで重要な情報となる。特に小伏在膝窩静脈合流部（sapheno-popliteal junction：以下，SPJ）の形態には変異が多く，立位にて確認しておくべき注意点を列挙すると，

① SPJの位置・数：SPJが存在しない肢は意外と多い。下肢静脈瘤を生じているSSVには通常はSPJが存在するが，その位置には変異が多く膝窩より5cm以上中枢側に確認できる場合もある。

② 筋静脈との共通幹：SSVと腓腹・ヒラメ筋静脈がそれぞれ単独で膝窩静脈と合流する例や，それらが共通幹を形成する例がある。

③ thigh extension：SSVはコンパートメント内を上行し，膝窩で潜って膝窩静脈と合流するが，通常はコンパートメント内を大腿後面へさらに上行する静脈が存在し，thigh extensionと呼ばれる。

④ 脛骨神経：SPJの近傍には脛骨神経および脛骨神経腓腹筋枝が走行する。

　一般的な人体解剖図ではSPJが神経の内側を走行するように記載されているが，SPJが神経の外に見られる例も意外と多い。それらの解剖学的な位置関係が治療計画に与える影響に関してのコンセンサスはない。ただし，より高度な判断を行う場合には必要となるため，普段からSPJを観察する習慣をもっておきたい。

　側枝静脈の治療も行う場合は，引き続き立位もしくは坐位のまま観察を行う。側枝の観察では原則的には超音波装置を必要としない。皮膚面からの視診・触診だけでほぼすべての走行が予想できるからである。ただし，側枝の治療を行ううえで重要な深層の静脈との分岐部が触診で確認できない場合は，超音波装置の併用をお勧めする。

　必要な観察を終えると，手術に向けたデザインを体表上に記載する。具体的には，まず，大伏在大腿静脈合流部（sapheno-femoral junction：以下，SFJ）も

しくは SFJ の部位に印を付け，大伏在静脈に屈曲があればその形態を大まかに示し，穿刺予定部位に印を付けている（図2）。さらに，側枝の走行と深部への穿通枝の位置に印を付けるようにしている。

2 穿　刺

使用する手術台は上昇・下降，および頭尾方向のチルトが可能な機器が望ましい。原則的に，血管を穿刺する時は逆 Trendelenburg 位として静脈を緊満させた方が行いやすく，焼灼する時は Trendelenburg 位で静脈を虚脱させた方が望ましいからである。

穿刺について問題となるのは，①穿刺位置，②穿刺のテクニックの2点である。

●穿刺位置

穿刺位置の第一の原則は，GSV では下腿の近位 1/3 より中枢側，SSV では下腿中央より中枢側である（図3）。前述したように，いずれもそれより遠位で穿刺を行うと伏在神経・腓腹神経を損傷する可能性が増すため避ける方がよいとされる。ただし，SSV については SPJ 近傍での神経損傷の可能性も示唆されており，穿刺位置の工夫だけでは神経損傷を減らすことはできない[4)5)]。

第2の原則は，焼灼予定区間より数cm末梢側での穿刺である（図4）。多くの例では伏在静脈から側枝静脈へと逆流部位だけが拡張しており，逆流を認めない部位の血管径は正常である。拡張した伏在静脈を穿刺することは比較的容易なため，その拡張部位から穿刺・焼灼したくなるが，末梢側の伏在静脈が開存し側枝への

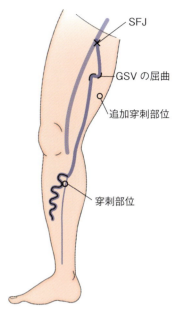

図2　手術前のデザイン

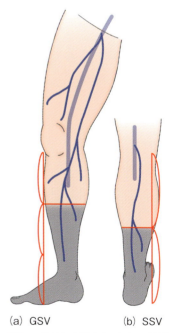

(a) GSV 　　(b) SSV

図3　穿刺が望ましくない範囲

血流ルートが残存することになる。そうすると，開存している伏在静脈の上行性の血流が側枝へと流れ込み，側枝の切除を行った例では内出血が増え，側枝の処理を行わなかった例では瘤の残存を招く可能性がある。それを避けるために，側枝の合流部より末梢側から穿刺を行う。この部位では伏在静脈が細い場合が多く，

II 逆流本幹の治療

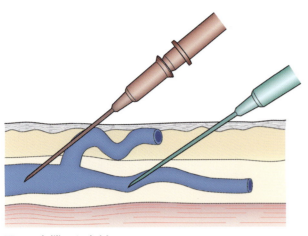

図4 末梢から穿刺
　茶色の針の位置では穿刺は容易だが側枝への血流が残存する。緑色の針の位置が望ましい。

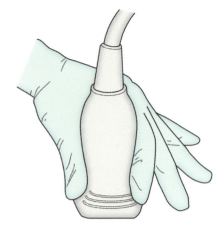

図5 プローブの持ち方

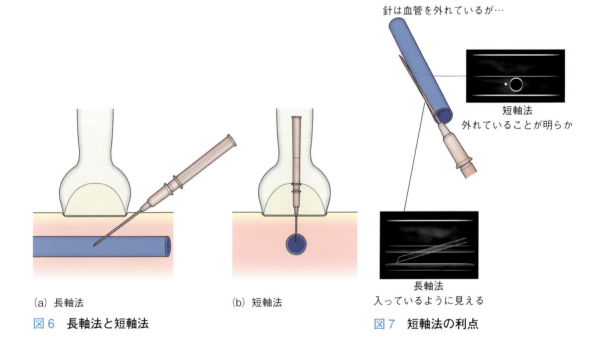

(a) 長軸法　　　(b) 短軸法

図6 長軸法と短軸法

図7 短軸法の利点

穿刺に苦労することや末梢に下がりすぎると神経障害の可能性が高まるなどの問題もあるが，ぜひ試していただきたい。

●穿刺のテクニック

1) 穿刺前の準備

　針を刺す瞬間がテクニックと考えられることが多いが，実際には穿刺前の準備が最も違いを生み出すテクニックだと考えてほしい。具体的には，①しっかりとした逆 Trendelenburg 位を取り静脈を緊満させる，②プローブは皮膚に触れる

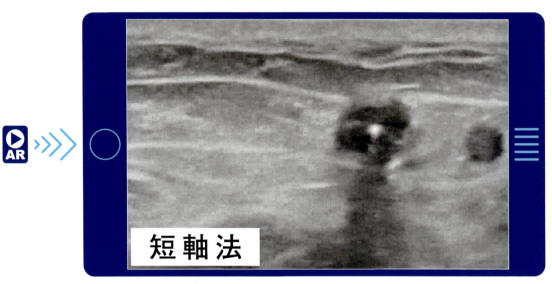

動画1（17秒） 短軸法での穿刺
　細い血管の穿刺は短軸法が適している。

だけとし，プローブの重みを乗せない（図5）（プローブの低い位置を母指と示指で把持し，残りの3本と尺側の手掌を接地することでプローブを免荷する），③スパズムを起こさない（患者の不安，部屋の寒さ，消毒の刺激などが原因となる）などの環境を整えることが重要である。

　2）穿刺の方法

　穿刺の方法は，エコープローブとターゲットの静脈の位置関係によって，長軸法と短軸法に分類されるが（図6，動画1・2），私はある程度太めの血管では長軸法，細い血管では短軸法を用いている。基本的には長軸法の方が，対象となる血管や針の全長がまとめてエコーの視野に入っているので穿刺は容易だと思われる。ただし，直径2〜3 mmの部分を穿刺する場合には長軸法が不便なこともある。

　エコーのプローブは数mmの厚みをもってスキャンしており，エコー面に垂直な方向についてはその数mm分の測定値の平均値が画面上に表示されている。したがって細い血管を長軸方向で観察すると，画面上では伏在静脈が長軸方向にしっかりと描出されていても，プローブは血管の中心軸よりずれていることがある。対象血管が太ければ無視できる程度のズレではあるが，2 mm程度の血管を穿刺する場合には，そのわずかなズレのために穿刺時に血管が逃げて刺さりにくい（図7）。

　それに対して，短軸法は針先が血管の直上にいることを確認しながら穿刺できるので，細い血管の穿刺には適している（動画1）。どちらの方法が優れているという議論がなされることもあるが，このような特性を理解して必要に応じて使

II 逆流本幹の治療

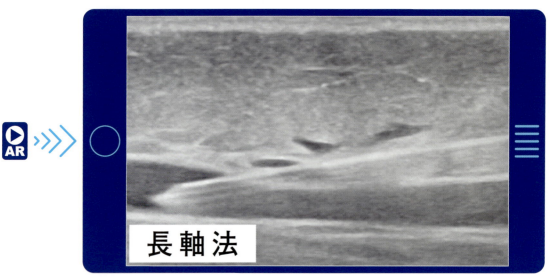

動画2（35秒）　長軸法での穿刺
一般的な伏在静脈では長軸法が適している。

い分けることが望ましい。

3）局所麻酔

穿刺を予定した部位には，必ず細い針を用いて局所麻酔を行うようにしている。仮に鎮静下に行っていたとしても，穿刺時やシースを挿入する際に痛みに対する反応で体が動くことがしばしばあるからである。

私はその局所麻酔を行う際に針先を saphenous compartment 内に進め，伏在静脈の直上にも少量注入している。そうすることで伏在静脈の直上に水層を作り，穿刺針の先端が良好に視認できるようになる。

4）穿刺の実際

穿刺に用いる針は，一般的なイントロデューサーシースキットに組み込まれているものであればまず間違いはないが，私は長さ 5 cm 以上の 20G 針に 0.025 inch ガイドワイヤーを使用している。5 cm 以下では皮下脂肪の厚い症例では適さないことがあること，17G 針と 0.035 inch ガイドワイヤーの組み合わせでは痛みで体動する例が見られるためだ。

最初に伏在静脈の長軸像を確実に描出してプローブを安定させる。いったんエコーモニターより目を離しても，プローブの位置が変わらないくらいに安定させる必要がある。

穿刺の成功・不成功を左右する最も重要なポイントは，皮膚を穿刺する位置である。穿刺位置は必ずエコープローブの中心線上に定める。長軸法・短軸法ともに穿刺針は血管の長軸方向の平面に収まるべきで，それがずれているとその後の作業が著しく困難になる。まずは皮下脂肪の中で穿刺針を進め，先端を含めて針

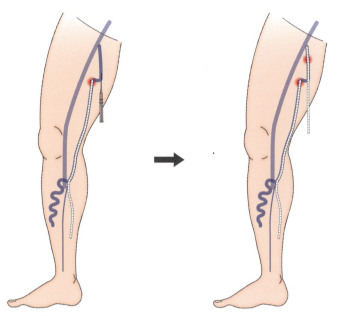

(a) 屈曲部より中枢側で穿刺を追加する。　(b) 2カ所に分けて焼灼する。

図8　屈曲した伏在静脈への対応

の長軸像が確認できるようなら，先に作成した局所麻酔液の水層に針を進める。そして，針先を進めて伏在静脈内に挿入する。

　針の先端が血管内に入った後は角度を変えて血管内を進め，できるだけ後壁を貫かないようにする。後壁を貫くメリットは何もない。

3 焼灼器具の挿入

　血管を穿刺したら，次にイントロデューサーシースを挿入する。私は汎用品の短いシースイントロデューサーキットを使用しているが，SFJやSPJに達する長いシースを好む術者もいる。短いシースを用いる長所はコストが安いことと術野がシンプルになることで，短所は中枢側に屈曲がある場合は焼灼器具を操作して越えていく必要があることである。長いシースを用いると，ガイドワイヤーで屈曲を越えられる長所があるが，コストが高くなり，さらに決して広くない手術台上での操作が煩雑になるという短所がある。基本的には手術を行う環境も含めて術者の好みが分かれるところだが，実際には短いシースを用いて臨床的に困ることはほとんどない。

　短いシースを用いる場合は，シースを通した焼灼器具をSFJ・SPJの中枢側まで進める。前述したように，伏在静脈が屈曲している場合は器具がスムーズに進まないケースがあるが，体表面より用手的に血管の屈曲を補正したり器具の進行方向を操作することで，ほとんどのケースで屈曲を越えることが可能である。もし通らない場合は屈曲の中枢側で新たに穿刺し，同様の操作を繰り返す（図8）。

II 逆流本幹の治療

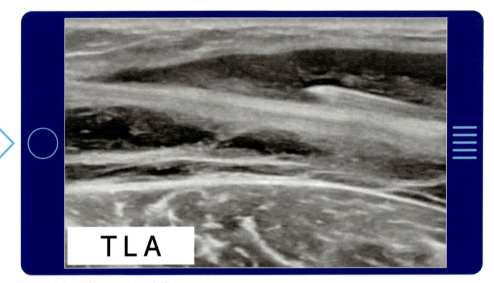

動画3（53秒） TLAの実際
伏在静脈周囲の組織をTLA液で剥離する意識をもつ。

また，伏在静脈と深部静脈の間にはSFJ・SPJ以外の穿通枝が多数確認されており，可能性は非常に低いもののその穿通枝を通って焼灼器具が深部静脈に迷い込んでいることがあるため，器具の挿入後はその全長を超音波装置で確認する。

4 局所麻酔（TLA）

● TLAの効果・役割

　EVTAを行ううえで，実は治療の成否や術後の経過に最も影響を与えるのが局所麻酔の技術といっても過言ではない。局所麻酔には tumescent local anesthesia（以下，TLA）と呼ばれる麻酔法が用いられる[6]。TLAとは，0.05～0.1％程度に希釈したエピネフリン添加リドカイン溶液を使用する局所麻酔法である。リドカインが希釈されていることと，エピネフリンに血管収縮作用があることからリドカインの吸収が遅延し，麻酔の持続時間が延びるだけではなく局所麻酔液の一般的な極量の5倍もの量を安全に使用することができるため，脂肪吸引や下肢静脈瘤手術など広範囲に局所麻酔薬を使用する手術に適している。

　EVTAでのTLAの役割は，鎮痛だけではなく，加熱する血管の周囲に水の層を作ることで周囲の組織を熱から保護する役割と，注入圧とエピネフリンによって焼灼する血管の径を細くする役割も担っている。通常は，GSV1本あたり100～250 ml程度を使用する。最も大切なことはTLA液を注入する層を間違えないことで，そしてそのためには注入針の先端を常に超音波装置の視野に収めながら操作することが求められる。

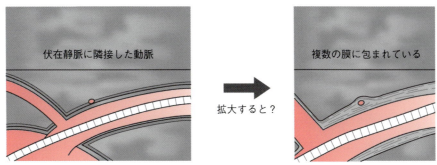
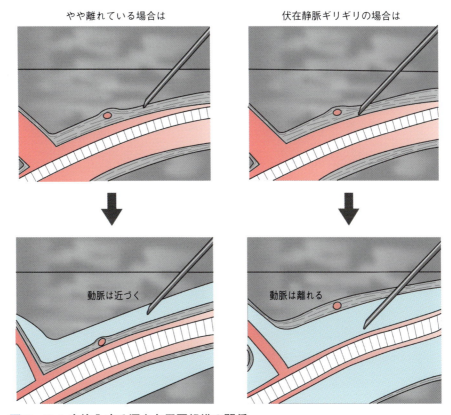

図9 TLAを注入する深さと周囲組織の関係

● TLAの実際

1) 注入方法

　用いる針は20〜23Gのカテラン針で，針先を常に確認しながら伏在静脈の浅層に進め，伏在静脈の直上にTLAを注入する（動画3）。正しい層に注入できればTLA液は伏在静脈の深層や側方にも拡散し，さらに中枢・末梢側にも速やかに拡がり，短軸像で確認するとドーナッツのように見える。通常は末梢側より中枢へ向かって操作を進める。伏在静脈周囲で針を進める際には，先にTLA液を

注入して作成したスペースの中を針の先端が進むようにすれば，余計な組織損傷を減らすことができる。

　2）SFJ・SPJ 近傍での操作

　SFJ・SPJ 近傍での操作は，他の部位よりも慎重な操作が望ましい。SFJ 近傍には多数の静脈分枝が存在し，さらにカラードップラーを用いて詳細に確認すれば細い動脈分枝も GSV に接していることが確認できる。そして，SSV の SPJ 近傍には脛骨神経が走行しており，脛骨神経の枝である腓腹筋への筋枝が SSV の浅層を横切るように走行することがわかっている[4]。そして，SPJ の位置・数にはさまざまなパターンがあり，特に位置が中枢側にある場合は脛骨神経が近接することが多い。これらの組織は伏在静脈の周囲にミルフィーユのように存在する血管周囲組織の間を走行しているため，TLA 液が血管の直上に注入されればこれらの組織は血管より遠ざけることができる。しかし，TLA 液が伏在静脈より離れた層に注入されると，TLA 液によってそれらの組織は逆に伏在静脈に押し付けられることとなる（図9）。それらの組織の損傷と TLA 注入手技との関係が証明されているわけではないが，TLA を正しい層に注入するだけで合併症の発生を減らすことができる可能性があることは間違いない。

　3）注入ポンプの利用

　TLA 液を注入する際に注射器を用いてもよいが，注入ポンプを使用する方が手際よく行うことが可能である。注入された TLA 液は，ゆっくりと周囲の組織へ浸透したり吸収されたりして減少することがわかっている。不慣れな術者が行うと，焼灼する際に TLA 液が不足してしまっていることもあるため，特に不慣れな術者ほどポンプの使用が望ましい。

5　焼　灼

●重要な焼灼開始位置

　十分な量の TLA 液が適切な位置に注入されたら，いよいよ焼灼に移る。まずは，やや中枢側まで挿入した焼灼器具を適切な焼灼開始位置まで引き戻す。適切な位置がどこかという議論がずっとなされてきたが，明らかな正解や間違いはない。私は，再発を減らすためにはできるだけ SFJ・SPJ の近傍から焼灼して残存する分枝を減らす方がよいと考えている。ただし，焼灼開始位置について絶対に避けるべきなのは，深部静脈の焼灼である。慣れてくると器具の先端を超音波装置で確認することは難しくないが，器具の確実な長軸像を描出できない術者は，器具の目盛りやパイロットランプを使って長さ・位置を確認したうえで，先端部を junction から 1 cm 程度離した位置から焼灼する方が確実である。

●焼灼の実際

　焼灼の実際は，レーザー機器を用いた場合と高周波機器を用いた場合で異なる。

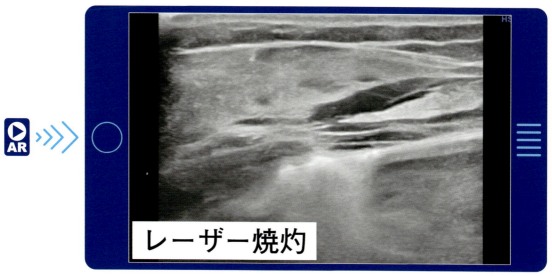

動画4（58秒） レーザー焼灼の実際
（レーザー焼灼時の変化）

　レーザー機器では機械の出力とファイバーを牽引する速度によって，局所へ与える熱量を自在に調節することができ，大体40〜70J/cm程度を目標とすることが多い（動画4）。通常はその熱量を均等に配分するわけではなく，SFJ・SPJ近傍では強めに焼灼し，末梢に移動すると弱めに焼灼する（図10）。

　それに対して高周波機器では1回あたり7cmもしくは3cmごとの分節的な加熱が行われ，1回の焼灼ごとに20秒間の加熱が行われる。TLA麻酔や圧迫が適切に行われていれば，1回20秒の焼灼で血管壁に十分な損傷を起こすことができる。そして，やはり十分なTLA麻酔が行われていれば，同じ部位での焼灼を重ねても周囲組織を損傷する可能性は低いが，メーカーでは同じ部位で3回以上の焼灼は勧めていない。通常はSFJ・SPJ近傍の区間では念のため2回，それ以外の区間では1回ずつの焼灼を行う（図11）。

　患者ごとに太さや厚みの異なる血管に対してその方法が常に最適とは考えられないが，レーザーも含めて最新の焼灼機器は安全域および有効治療域が非常に広いため，適切な手技で行われていれば血管の屈曲や太さといった条件を問わずに十分な治療効果が得られる。レーザー，高周波ともに，焼灼機器から発生した熱が血管壁を加熱するうえで，血管内に残存する血液が障害となる。その血液を排除するために行われる最初のステップがTrendelenburg位，次にTLA麻酔，そして高周波機器では焼灼時の圧迫が推奨されている。私は焼灼条件設定にこだわるよりも，こういった基本を徹底する方が良い結果につながると考えている。

II 逆流本幹の治療

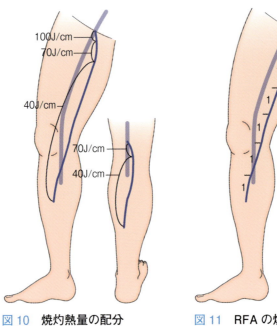

図10 焼灼熱量の配分　　図11 RFAの焼灼回数

まとめ

　本稿に示したように，下肢静脈瘤血管内焼灼術は決して難しい手技ではなく，また，手術侵襲がとても低いため外来での日帰り治療も可能である．そして，臨床症状が比較的高い確率で改善されるため，患者，医師ともに満足度の高い治療法でもある．

　血管内焼灼術の普及を機に下肢静脈瘤診療を始められた医療施設も多いと思われるが，血管内焼灼術は複雑な下肢静脈瘤診療の，最もシンプルでわかりやすい入り口にすぎない．その先に広がる浅いようで深淵な世界に興味をもたれる読者が一人でも増えることを願う．

●引用文献
1) 佐戸川弘之，杉山悟，広川雅之ほか：下肢静脈瘤に対する血管内治療のガイドライン 2009-2010年小委員会報告．静脈学 21：289-309, 2010
2) 広川雅之：下肢静脈瘤血管内焼灼術レーザー及び高周波焼灼術（第2版）．pp70-81, 日本医事新報社，東京，2016
3) Dexter D, Kabnick L, Berland T, et al: Complications of endovenous lasers. Phlebology 27 (suppl 1): 40-45, 2012
4) Uhl J, Gillot C: Anatomy and embryology of the small saphenous vein : nerve relationships and implications for treatment. Phlebology 28: 4-15, 2012
5) Samuel N, Wallace T, Carradice D, et al: Endovenous laser ablation in the treatment of small saphenous vari- cose veins: does site of access influence early outcomes？ Vasc Endovasc Surg 46: 310-314, 2012
6) Klein JA: The tumescent technique for liposuction surgery. Am J Cosmet Surg 4: 263-267, 1987

II 逆流本幹の治療

非焼灼治療
―シアノアクリレートによる血管内塞栓術―

榊原直樹

KEY SENTENCE

- シアノアクリレート（CA）は熱を使用せず（non-thermal），麻酔が要らない（non-tumescent）治療として，血管内焼灼術の次世代治療として登場した。
- 血管内投与を目的としたn-ブチル-2-シアノアクリレート（NBCA）を静脈内投与に特化した医療機器はすでに欧米市場にあり，近い将来にはわが国でも薬事承認が期待される。
- しかし，欧米ではNBCAによると思われる表在静脈炎も報告されており，適応を慎重に選ぶ必要がある。
- 逆流本幹治療が主目的であったが，穿通枝不全や分枝静脈瘤への適応拡大もされつつあり，今後の進歩が予想される。
- 本治療は無麻酔かつ術後の圧迫療法が不要なことから，薬事承認が得られれば下肢静脈瘤治療にパラダイムシフトをもたらすであろう。

はじめに

　血管内焼灼術は1998年に市場に登場した高周波（ラジオ波）治療に始まり，2002年にはレーザー治療が海外で承認を受け，従来のストリッピング手術の次世代治療が確立された。わが国はこれに遅れること10年，2011年に波長980 nm半導体レーザーが承認され，2014年に波長1470 nm半導体レーザーやラジオ波治療が相次いで薬事承認を受けた。これらは，高温で血管内腔から血管壁を熱変性させて収縮させるため，大量膨潤麻酔（tumescent local anesthesia：以下，TLA）が必要であった。そこで，熱（thermal）を用いてTLA投与下（tumescent）に治療することから，thermal, tumescent（TT）治療と呼ばれるようになった。
　しかし，わが国で血管内焼灼術が承認された2011年には，欧米ではすでに熱を使用しない血管内塞栓術のランダマイズ臨床試験（eSCOPE試験）が開始されていた[1]。これは，熱に対する麻酔や有害事象が患者の負担になっていたため，

表1　TT治療とNTNT治療の比較

	TT治療	NTNT治療
治療時間	ストリッピングより短い	かなり短い
大量麻酔	必要	なし
手術後圧迫治療	必要	なし
弾性ストッキング	必要	なし
神経障害	起こりうる	なし
EHIT	起こりうる	なし
傷の痛み	なし	なし
皮下出血	少ない	かなり少ない
即日入浴	できない	できる
1週間以内の海外渡航	できない	できる

熱を使わない治療（non-thermal）への方針転換であった。熱を使わなければ，TLAが不要（non-tumescent）なだけでなく熱による有害事象も起きない。治療医もTLAを省けることから，手術時間の短縮にもつながった。こうして，TT治療と差別化するために，non-thermal, non-tumescent（NTNT）治療と呼ばれるようになった（表1）。

現在，欧米ではNTNT治療として硬化療法（sclerotherapy）[2]，機械的血管内傷害と硬化療法を併用したmechano-chemical ablation（MOCA）[3]，そしてシアノアクリレート（cyanoacrylate：以下，CA）による血管内塞栓術（cyanoacrylate embolizaton：以下，CAE）[4]がある。CAEは硬化療法の応用技術であり，CAを多くの領域で使用していた放射線インターベンション治療医（IVR医）により動脈塞栓治療から静脈塞栓治療に転用された。

CAの医学への応用の歴史は古く，わが国でも1965年に生体組織（皮膚，血管，臓器など）の癒合を目的にエチル-2-CAが薬事承認を受けている。しかし，このCAは血管内には用いられておらず，血管内応用はブチル化CAが登場するまで待たなければならなかった。

本稿では，欧米では下肢静脈瘤に特化したNTNT治療として承認されているが，わが国では未承認のCAによる血管内塞栓術について紹介する。

A　CAの化学的特徴

CAはモノマーの状態では水様の低粘度を示すが，ポリマーを形成すると硬化して生体組織に接着する。モノマーは微量な水分に含まれる陰イオンと接触すると，重合反応を起こしてポリマーを形成する。ポリマーは硬くて脆く，ズレ方向に対するせん断強度は高いが，剥離や衝撃といった応力には弱い。そのため，医療分野ではブチルやオクチルなどでアルキル化することで，硬化強度を補強している。

医療への応用は，創傷の接着効果による止血を目的に外科領域に使用された。

II 逆流本幹の治療

特にn-ブチルCA（NBCA）は有毒性が少なく，化学的に安定していることから，医療用瞬間接着剤として世界的に普及している。

B CAの血管内投与

国内で唯一認可されているNBCAはHistoacryl®（B.BRAUN-AESCULAP社，ドイツ）で，リンパ系・子宮卵管造影剤であるLipiodol®（Guerbet社，フランス）と比率を変えて混合することにより，重合硬化時間を制御している。

Histoacryl®は食道胃静脈瘤などによる急性出血の緊急内視鏡的止血療法に対してのみ薬事承認が下りている[5]。しかし，臨床現場では外傷などによる出血性疾患[6]，脳動静脈奇形[7]などの治療にも用いられるようになった。NBCAの血管内投与にはデリバリーするカテーテルが必要であるが，Histoacryl®には付属キットがない。したがって，既存の親水性カテーテルを転用せざるを得ず，NBCAによるカテーテル内閉塞や血管内固着など予期せぬ事態を想定しなければならない。IVR医らはブドウ糖液でカテーテル内をフラッシュしたり，NBCA放出後は即座にカテーテルを抜去するなど独自の工夫を行っているが，問題も多い[8]。こうした背景から，下肢静脈瘤の治療では本治療に特化したNBCAとデリバリー用のカテーテルやグルーガンが1つのキット製品になって市場に投入された。

C シアノアクリレート血管内塞栓術（CAE）

血管内焼灼術は日帰り手術を可能とし，ストリッピングより術後の皮下出血や疼痛が少ないことで，国際的にパラダイムシフトをもたらした。しかし，TT治療ではTLAが必要であることから，これによる下肢の浮腫に対して24時間以上の患肢圧迫と約1カ月の弾性ストッキング装着が依然として患者の負担となっている。また，熱による神経障害や血管内熱誘発性血栓（endovenous heat-induced thrombus：EHIT）のリスクが多少なりとも起こり得る。

一方，NTNT治療は熱による副作用がないという利点から，回転ローターによる静脈壁損傷と硬化療法を組み合わせたClariVein®（Vascular Insight社，米国）[3]，ポリドカノールを均一にマイクロフォーム化したVarithena®（BTG社，米国）[2]が市場に投入されているが，それでもなお術後の圧迫治療は必要であった。そこで，圧迫治療も不要なNTNT治療として注目されたのがCAEである。それぞれのNTNT治療には10年以上の遠隔成績がまだ出ていないが，3年までの成績を見る限り大きな差はない[9,10]。しかし，周術期における患者の負担はCAEが最も少ないため，最先端治療として注目されている。

ただし，医療経済的には欧米でも消耗品コストは血管内焼灼機器よりも高額で

あり，企業戦略によりアジアでは一部の国にしか導入されていない．そのため，わが国ではまったく使用できなかったが，最近になり一部の製品を自費診療で行えるようになった．この状況は医療機器として認可されている欧米でさえも同じで，一部を除いて患者は保険を使うことができない．近い将来，わが国でも薬事承認は得られると思われるが，保険収載への道は険しいといわざるを得ない．しかし，わが国の医療技術が，こうしたデバイスラグで欧米より遅れをとることは望ましくない．本稿では自験例で得られた知見もふまえ，欧米で最も使用されているCAE治療機器の実際を紹介する．

1 CAE治療機器の特徴と成績

現在，欧米を中心に最も使用されている下肢静脈瘤専用CAE治療機器は3種類ある．そのキットの基本構成はNBCAが重合しない疎水性材質で作られているデリバリーカテーテル（Dカテ）とシリンジ（3.0 ml），およびNBCAを一定量で放出するグルーガンで，ほかに血管穿刺用シースセットやガイディングカテーテル（Gカテ），ガイドワイヤーなどの補助器具が付属している．

わが国では，胃静脈瘤の内視鏡的緊急止血術のみを保険適用として，NBCA製剤であるHistoacryl®が販売されている．これには，投与に必要な付属器具は販売されていないため，既存の親水性カテーテルを適応外で使用してデリバリーするしかない．しかし，カテーテル内では容易にNBCAは重合を起こして閉塞したり，カテーテルが血管内に固着してしまう欠点がある．この点，CAE治療機器セットにはすべてが含まれているため使いやすく，海外では20万例近くになるまで爆発的な普及をしている．

欧米ではすでに血管内焼灼術の次世代治療として新たなパラダイムシフトが起きている．

主要な製品は，米国FDAが唯一認可しているVenaSeal™（Medtronic社，アイルランド），欧州CEマークが認可しているVariClose®（biolas社，トルコ），VenaBlock®（Invamed社，トルコ）である（図1）．NBCA組成についてはそれぞれ独自に開発しており，粘度や重合硬化時間および硬化物の性状などに微妙な差がある．その特性に従い手技に違いがでてくるが，中期成績[10]〜[12]はほぼ同等である（表2）．機種によりNBCA放出部位や放出手順，用手圧迫時間などが異なるため，機種ごとに治療手順を紹介する．

2 CAEの実際

●VenaSeal™

世界初のCAE治療機器として製品化され，欧米で最も多く使用されている．GSVに対する基本手技は以下の手順で進める．

II 逆流本幹の治療

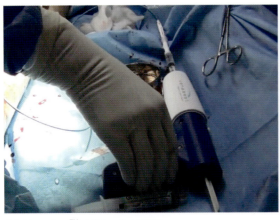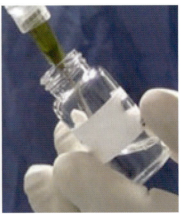

(a) VenaSeal™ (グルー色:透明)

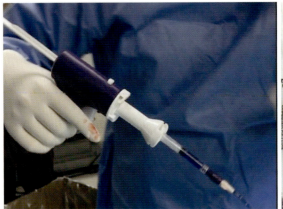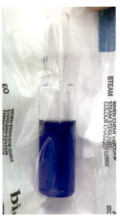

(b) VariClose® (グルー色:紫色)

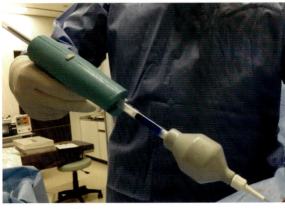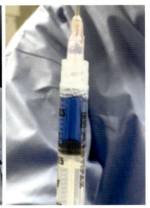

(c) VenaBlock® (グルー色:青色)

図1 欧米で最も使用されている CAE 治療機器(3種類)の外観

表2 VenaSeal™, VariClose®, VenaBlock®の比較

	VenaSeal™	VariClose®	VenaBlock®
グルー粘度性状	ハチミツ	水	水
重合速度	遅い（>30秒）	速い（5秒）	速い（5秒）
放出様式	間欠的	連続的	連続的
SFJからの距離	5 mm	3 mm	3 mm
硬化物性状	弾性硬	プラスチック様	プラスチック様
最大静脈径	20 mm	15 mm	14.6 mm
グルー治療時間*	9分	20秒	20秒
1年静脈閉塞率	100 %	98.6 %	99.6 %
有害事象			
疼痛**	30.6 %	4.7 %	―
静脈炎	20 %	2.1 %	1.1 %

＊GSV 40 cm の治療を想定した場合の理論的なグルー放出から用手圧迫終了までの時間。
＊＊術後1週間以内。

治療手順：

1）GSV に付属のイントロデューサー・シースを穿刺法で挿入して，ガイドワイヤーを鼠径部まで通過させた後，G カテを SFJ から5 cm 末梢まで挿入する。著者は，蛇行が強かったり，局所的な径拡大を示すような本幹静脈瘤がある場合は，操作がしやすいラジフォーカス®ガイドワイヤー（テルモ社，日本）を使用している。

2）バイアルから NBCA を付属のシリンジで 2.0 ml とり，前方開口型 D カテを接続後，グルーガンに装着する。

3）メーカーは D カテ内の死腔をなくすため，グルーガンの引き金を1～2回小さくストロークして，NBCA が D カテ先端から5 cm くらい手前にあるマークまで進めるよう推奨している（図2-a）。このマークはいわば，血液と NBCA が接触しないようにする安全マージンである。しかし，NBCA の動きは D カテ内では見にくく，光をあてて注意深く目視しないとわからない。間違ってマークを通過して先端まで NBCA を押し進めてしまうと，D カテは使えなくなるため注意が必要である。

この操作は血管内への空気注入を最小限にするために行うものであるが，死腔はせいぜい 0.6 ml 前後である。著者はこの操作を無理には行わず，NBCA の先端を D カテの半分くらいで止めている。これなら，0.3 ml 前後の空気注入に留まるため，何ら問題はない。

4）D カテを G カテに挿入して，手元側で接続済みの D カテとシリンジ接合部を G カテ断端と接続する。この段階で，D カテ先端は G カテ先端から3 cm ほど SFJ 側に飛び出るよう設計されている。シースは穿刺創から引き抜き，G カテのメモリが刺入部で見えるようにする。

5）エコーで D カテ先端を確認して，SFJ より5 cm 末梢にくるようカテ全

II 逆流本幹の治療

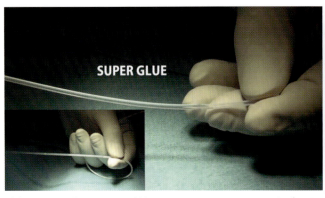
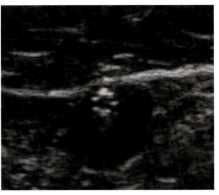

(a) Dカテ先端から5 cm手前にあるマーカーまでNBCAをプライミングする。

(b) Dカテ先端の超音波短軸像。星形にhigh density shadowを認めるため、視認しやすい。

図2 VenaSeal™のDカテ内プライミングと超音波画像

体を引き抜く。本製品はDカテ断端短軸像がエコーで星形に見えるように工夫されているため、視認しやすい（図2-b）。そして、SFJから3 cm末梢の間をGSV内腔が完全になくなるまで、術者がエコープローベを使うか、助手が指で圧迫する。この際、Dカテ先端を一緒に押さえつけないように注意する。

6) グルーガンの引き金を1回フル・ストローク（0.1 ml注入）したまま、3秒間待つ[*1]。これは本製品のNBCAは粘度が高いため、細いDカテ内を通過するのに時間がかかるからである。

[*1] 著者が米国研修に行った際に、インストラクター医師がこの3秒間を「one one-thousand, two one-thousand, three one-thousand」と唱えていたのが印象的であった。

7) その後、1 cmだけGカテを引き抜いて、同様にグルーガンを3秒間かけて1回フル・ストローク（0.1 ml注入）する。その後Gカテをさらに3 cm引き抜いてから、エコープローベまたは助手の指でNBCAを放出した2カ所を3分間圧迫する。この時にDカテ先端を圧迫してしまうと、DカテがGSV内に固着してしまうため注意する（図3）。

8) Dカテ先端は接着された部分から3 cm離れた末梢側にある。その場所で再び3秒間かけて1回フル・ストローク（0.1 ml注入）する。次いでGカテを3 cm引き抜いてから、NBCAを放出した部位を30秒間圧迫する。この際も、Dカテを一緒に押さえ込まないよう細心の注意を払う。

9) この操作を繰り返していくが、末梢側のNBCA放出終了部位は最低でも穿刺創より5 cm中枢側で留めておくようにしている。これは、NBCAが重合する際に皮膚穿刺創にまで伸長することがあるため、その安全マージンと考えている。もし、皮膚直下までNBCAが進展してしまうと、穿刺創の治癒遅延を起こすことがある。

10) すべてのカテーテルを抜去したら、穿刺創を圧迫止血する。患者が立位になって歩行し始めてから出血してきたことを経験したため、最近では皮膚用シア

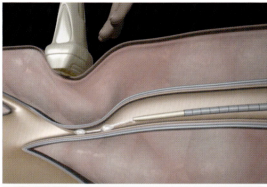
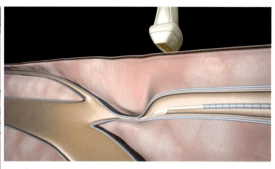
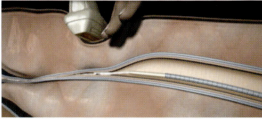
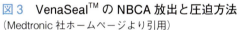

a	b
c	

(a) SFJより5cm末梢から0.1mlを放出後，Dカテを1cm引き抜き，さらに0.1ml放出してからさらに3cm引き抜いて，3分間用手圧迫する。
(b) 次いで0.1ml放出後，Dカテを3cm引き抜いて30秒用手圧迫する。
(c) 静脈長3cmあたりNBCAを0.1mlずつ放出して30秒圧迫し，対象静脈の内腔を閉塞させる。

図3　VenaSeal™のNBCA放出と圧迫方法
（Medtronic社ホームページより引用）

ノアクリレート剤〔ダーマボンド®（ジョンソン・エンド・ジョンソン社，日本）など〕を塗布している。

11）静脈40 cmを治療すると仮定すると，デリバリー完了時間は約9分となる。

● VariClose®

VenaSeal™に次いで欧州を中心に販売されたのがVariClose®で，NBCA液を除いて付属キットはほぼVenaSeal™と同じである。初代のグルーガンはシリンジ接続部分とガンに分かれており組立てが必要であったが，第2世代では一体化した。さらに第3世代ではDカテの先端放出口が前方噴出型から側孔噴出型（ラディアルDカテ）に変更され，NBCAがSFJ側に勢いよく噴出することを防止した（図4）。そのため，従来のDカテと比較して，中枢側へさらに2cm近づけてNBCAを放出することができるとされている。

GSVに対する治療手順を，VenaSeal™と重なる部分は省略して以下に紹介する（図5）。

治療手順：

1）穿刺法，GカテやDカテの導入はVenaSeal™と同じである。なお，Gカテには先端からの長さの目盛りが付いており，Gカテの穿刺創から先端までの挿入長がリアルタイムにわかる。ラディアルDカテはそれよりさらに3 cmだけSFJ側に飛び出すため，NBCAを放出する長さは一目瞭然である。ラディアルDカテ先端はSFJより3 cm末梢にセットする。

2）VenaSeal™と同様に，グルーガンの引き金を2秒間に2回くらい小さくス

II 逆流本幹の治療

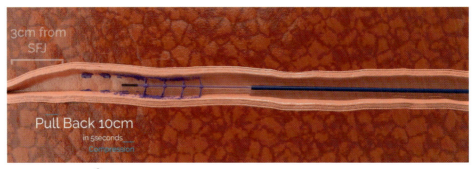

図4 VariClose®（第3世代）のラディアルDカテとNBCA放出
第3世代ラディアルDカテは前方向に放出しないため，SFJ/SPJのNBCAを吹き飛ばす危惧がなくなった。そのため，SFJ/SPJ末梢3 cmまで近づけて静脈を閉塞することができるようになった。
（biolas社より提供）

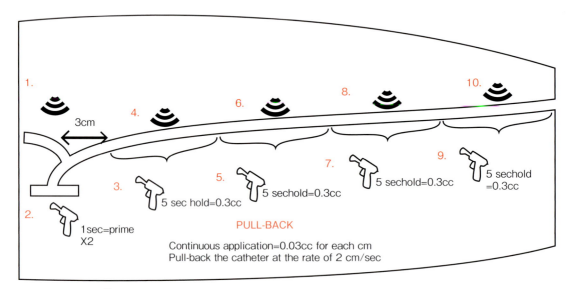

図5 VariClose®のNBCA放出と圧迫方法
VariClose®は，Dカテ内にNBCAをプライミングするために2回ストロークする。そして，Dカテを連続的に引き抜きながら静脈10 cmあたりにNBCA 0.3 mlを5秒かけて一気に放出し，5秒間用手圧迫する。この間に，次の静脈10 cmにNBCAを連続的に放出できるため，静脈40 cmあたりの治療が20秒で終了する。
（biolas社ホームページより引用）

[*2] 著者は前述の理由からこれは行っていないが，問題は起きていない。

トロークして，ラディアルDカテ内をプライミングすることが推奨されている[*2]。

3）ラディアルDカテを避けて，SFJから3 cm末梢までを助手に用手的に圧迫させる。

4）グルーガンの引き金を5秒間かけて1回フル・ストロークしたまま，毎秒2 cmでラディアルDカテを引き抜き，NBCAを持続的に放出する。5秒後には，静脈10 cmに対してNBCAが0.3 mlだけ放出されているので，助手にその静脈を5秒間圧迫させる。

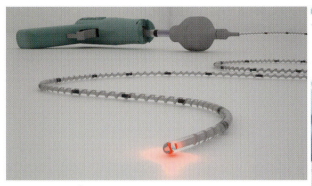
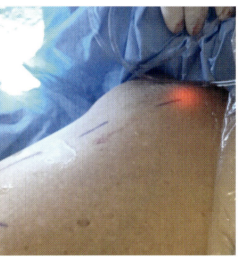

(a) VenaBlock®にはDカテ先端にエイミングライトが点灯する。（INVAMED社より提供）
(b) エイミングライトによりDカテ先端の場所を皮膚の上から特定することができる。これにより，治療前にエコーでSFJから3 cm末梢にDカテを引き抜いておけば，手技中はエコープローベを持たずに術者または助手が静脈を用手圧迫できる。Dカテ先端を一緒に圧迫すると，Dカテ閉塞や血管内固着の原因になるため，エイミングライトにより手技が安全かつ容易になる。

図6　VenaBlock®のエイミングライト

5) 術者はそのままラディアルDカテを同じ速度で引き続け，次の10 cmにNBCAを同じように放出したら，助手に5秒間圧迫させる。著者はNBCA硬化物がSFJへ伸長するのを防ぐ意味で，助手には片手でSFJ近傍を圧迫させたままにして，上記の手技を行うようにしている。さらに蛇足かもしれないが，NBCAの硬化反応が末梢にも伸長してくるため，ラディアルDカテ抜去後も全長を術者と助手が手分けして，さらに1分間ほど用手的に追加圧迫している。

6) 静脈40 cmを治療すると仮定すると，デリバリー完了時間は20秒である。

● VenaBlock®

VenaBlock®は第3の治療機器として欧州を中心に販売されている。付属キットにはグルーガンと穿刺用シースセットは付属しているが，GカテとGワイヤーは入っていない。したがって，蛇行に対してDカテをガイドするものがない状態で静脈内に挿入するしかない。ただし，後発品であることから，Dカテ先端にはLEDによるエイミングライトが点灯し，体表からDカテ先端の位置が視認できるように工夫されている（図6）。これにより，先発品のようにエコープローベでDカテ先端の位置を随時確認する必要がなくなり，手技がかなり簡便になった。

GSVに対する治療手順を先発機種と重なる部分は省略して紹介する。

治療手順：

1) 本製品にはGカテが付属しておらず，LEDライト光源がDカテと一体化している。ガイドワイヤーはDカテ内腔には挿入できないため，蛇行や瘤状に拡大した本幹静脈ではDカテ挿入が困難かもしれない。

II 逆流本幹の治療

　著者も，Dカテが静脈の蛇行により挿入困難であった症例を経験している。この際，静脈の蛇行を体表から用手的に矯正しようとしたところ，Dカテの先端が曲がることで先端のグルー放出口が歪み，Dカテ内に血液をわずかな陰圧で吸い込んでしまった。Dカテ内に少しでも血液が迷入すると，NBCAはそこで重合反応を起こしてしまうため，Dカテが詰まる原因となる。

　挿入困難と判断した場合は，Dカテを無理に押し込まずにいったん引き抜いて，シースをロングシース〔メディキット・カテーテルイントロデューサー®7Fr×45 cm（メディキット社，日本）など〕に交換して，SFJ近傍までDカテ挿入経路を確保するとよい。もし，Dカテ内腔に血液が迷入してしまったら，空気で数回フラッシュして血液の残留を完全除去するとともに内部を乾燥させてから再利用するか，新しいキットに交換するしかない。

　2）VariClose®と同様にSFJより末梢3 cmまで先端を進める。先端のポジショニングが確認できたら，シースを刺入部から引き抜いておく。ロングシースを用いた場合は，Dカテを引き抜く前にできるだけ長く引き抜いておき，あとはNBCA放出の際にDカテと一緒に引き抜いていく。助手がエイミングライトを押さえないようにしてSFJ側を用手的に圧迫する。

　NBCA放出を開始してDカテを引き抜き始めたら，エイミングライトより5 cm離れた中枢側を圧迫するよう心掛ける。エイミングライトに近いところを圧迫すると，Dカテ先端付近の静脈も潰れてしまい，Dカテ先端が詰まる原因になるからである。

　3）術者はエコープローベを持たなくてもエイミングライトガイド下に，グルーガンをゆっくりと1フル・ストロークしながら，毎秒2 cmでDカテを連続的に引き抜くことができる。5秒間かけてDカテを10 cm引き抜いたら，またその部分を助手に5秒間ほど用手圧迫してもらう。それと同時に，術者はDカテを連続的に引き抜きながら，グルーガンをゆっくりと1フル・ストロークして，次の10 cmにNBCA放出を行う。これを繰り返して，穿刺創より10 cm中枢までNBCAを放出したら，Dカテを引き抜いて終了とする。

　4）静脈40 cmを治療すると仮定すると，デリバリー完了時間は20秒である。

3 臨床経験から見たPitfall

　NBCAは放出後短時間で硬化するため，ポリドカノールによる硬化療法と比較して閉塞率が高い。また，再治療も少なく，治療後の圧迫療法が不要だが，その操作性や合併症，成績には留意する必要がある。

●Dカテは一度しか使えない

　NBCAはDカテ内を1回通過すると，血液と接触したDカテ先端から重合反応が開始する。そのため，一度使用したDカテは閉塞して二度と使えない。し

たがって，同一キットでは1回しか治療できないため，複数の静脈を治療する場合には治療計画を十分検討する必要がある．

● SFJ・SPJより5cm離す

NBCAが静脈内で重合する際には，中枢側と末梢側の両方向に硬化物が進展するため，NBCA放出した部位よりも長い範囲に血管内グルー塞栓が起こる．そのため，ラディアルDカテを除いて，各メーカーは中枢側にあるSFJまたはSPJよりも5cm離すことを推奨している．また，末梢側も同様で，穿刺創より中枢側10cmまで治療したらNBCA放出はやめて，Dカテを引き抜いている．

● 合併症の回避

従来，NBCA治療は体表面では使用されていなかったため，NBCAの生体刺激反応はあまり知られていなかった．しかし，末梢側の静脈刺入部を突き抜けて皮下に硬化物が進展することがあり，それによる穿刺創の治癒遅延を起こしたり，リンパ漏や感染（膿瘍）を合併した症例を経験している．もし，皮膚が弱い高齢者や皮下脂肪が薄い痩身症例でこのような合併症を起こした場合は，外科的にグルー硬化物を摘出する必要がある．

治療した静脈が皮膚表面から5mm以上深く，グルー硬化物が静脈内に留まっている症例でも，皮膚もしくは皮下組織に合併症が見られることがある．VeClose試験[13]では，治療した部位の表在静脈炎を10.9％，皮膚の変色を33.4％，痛みを30.6％に認めている．著者の日本人250例の経験では，初期の症例で皮膚変色を25％前後，皮下組織硬化や圧痛を15％，発赤と腫脹を伴う静脈炎を16％に認め，蜂窩織炎に類似していた．その後，消炎鎮痛剤内服を術後1週間は必ず投与し，これで症状がなければ中止としている．しかし，その後3日以内に炎症症状が出現する症例がごくわずかあり，さらに1週間内服を継続することもある．これにより，皮膚の合併症は1％以下に落ち着いた．

● CAEの禁忌

CAEの禁忌についてはまだ結論が出ていない．欧米では，美容で用いる接着剤にアレルギーがある患者は絶対禁忌としている．そのほかに複数の食物または薬物アレルギーのある症例や自己免疫疾患症例も相対的禁忌としている．著者はこれに付け加え，消炎鎮痛剤を服用できない患者も禁忌としている．

● 最大許容静脈径

最大許容静脈径についてもまだ結論が出ていない．WAVE試験[14]では最大径20mmまで治療可能とし，静脈径28.4mmでも血流遮断できたという報告[15]もある．一方で，1年以内に再疎通を起こす危険因子として，6.6mm[16]もしくは8.0mm[17]という報告もあり，今後の研究が待たれる．

● 再疎通に対する追加治療

自験例では，NBCAが正常に放出されている限り完全再疎通はなかった．し

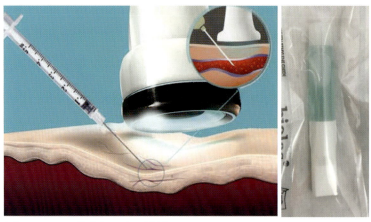

(a) EndoSealer®（グルー色：緑色）
（biolas 社より提供）

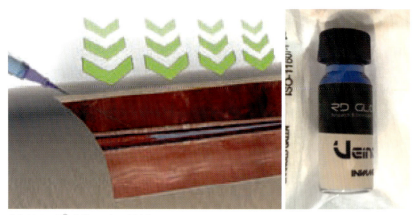

(b) Veinoff®（グルー色：青色）
（INVAMED 社パンフレットより引用）
図7　分枝静脈瘤に対する UGCE 治療キット

かし，部分的に NBCA がない部位や NBCA が静脈壁から剥がれたと思われる部位に血流シグナルを認める症例がある。臨床症状は全例改善している（clinical success）ことから，再疎通により残存した逆流血流量は臨床的には問題ないと考えている。もし，再疎通に対して追加治療が必要な場合には，著者は超音波ガイド下によるフォーム硬化療法（ultrasound guided foam sclerotherapy：UGFS）または NBCA 再塞栓術（ultrasound guided cyanoacrylate embolization：UGCE）を行っている。

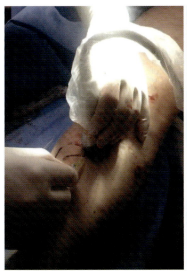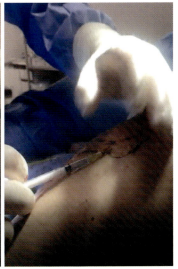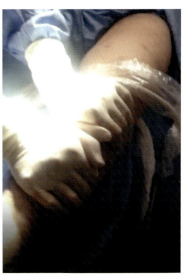

(a) NBCA0.2 ml を詰めた 1.0 ml シリンジを数本準備して，下腿の分枝静脈瘤に挿入した 24 G 逆流防止弁付きキャスからボーラス注入する。

(b) 1 分間用手圧迫して終了となる（Aliquot 法）。

図 8　EndoSealer®による分枝静脈瘤に対する UGCE（Aliquot 法）
　EndoSealer は皮膚から 5 mm 以下にある分枝静脈瘤に特化した NBCA。Stab avulsion よりも無麻酔，無傷，圧迫不要であることから，より低侵襲といえる。

D 今後の展望

1 NBCA 治療機器の問題点

　現在のカテーテル挿入を基盤技術とした NBCA 治療機器の問題点として，①独自に開発した NBCA とそれに対応した付属キットの開発投資による高額化，②穿刺部位に必要な麻酔薬に対するアレルギー，③1 mm 前後の穿刺創でも起きる皮膚トラブル，④治療静脈本数の制限などが残っている。これらに対して，簡便かつ低額な医療を目的に，著者は既存の UGFS の技術を応用した UGCE を最近行っている。

2 エコーガイド下 NBCA 治療

　穿通枝不全（IPV）に対するエコーガイド下 NBCA 治療についてはいくつか報告されている。Toonder ら[18]が報告した 7Fr のイントロデューサーでシースを留置して D カテから VenaSealTM を放出する cyanoacrylate adhesive perforator embolization（CAPE）では，血栓性静脈炎を 4 % に併発し静脈閉塞率は 76 % であった。Prasad ら[19]は NBCA（Endocryl®：Samarth Pharma Pvt 社）による直接穿刺法を報告した。22 G 翼状針で穿刺して，NBCA 投与後 30 秒圧迫し，また，その分枝静脈瘤には硬化療法を追加している。6 カ月までの静脈閉塞率は 100 %

II 逆流本幹の治療

表3 エコーガイド下CAE（UGCE）の適応

カテーテル挿入困難例
・本幹の蛇行が強い
・本幹静脈瘤によるガイドワイヤー不通症例
複数静脈に対する一期的治療
治療適応はあるが長さが短い静脈
穿通枝不全
副伏在静脈不全
分枝静脈瘤
麻酔アレルギー
弾性包帯や弾性ストッキング拒否例
即日入浴希望例
皮膚治癒力が悪く，切開やシース穿刺を避けたい症例
皮下脂肪が薄い症例

表4 各種静脈に対するNBCA選択

製品	機能	対象静脈	静脈の深さ	放出方法
VenaSeal™ VariClose® VenaBlock®	接着	大伏在静脈 小伏在静脈	＞5 mm	カテーテル 直接穿刺
EndoSealer® Veinoff®		側枝静脈瘤 不全穿通枝	＜5 mm	直接穿刺
Histoacryl®＋ Lipiodol®	空間補填*	大伏在静脈 小伏在静脈	＞5 mm	直接穿刺

*単独で使うことはなく，径8 mmよりも太い静脈に対して，接着機能をもつNBCAを用いた後に，補助的に残留空間補填のため穿刺法で注入している．

であったが，深部静脈へのNBCA進展は4.8％，血栓性静脈炎は38.5％に認め，皮膚の色素沈着は6カ月まで認めた．Başbuğら[20]は，IPVに対してVariClose単独注入による塞栓治療の症例を報告している．局所麻酔下に22G針をIPVに穿刺し，VariClose 0.5 mlを注入して5分間圧迫している．Yangら[21]も18肢のIPVに対してVenaSeal 0.2 mlを直接注入した塞栓治療を報告した．術後1カ月までの閉塞率は100％で，表在静脈炎は30％に認めていた．これらの手技は超音波ガイド下硬化療法の応用であり，現時点ではNBCA治療キットが使えない大・小伏在静脈のカテーテル挿入困難例でも手術可能になる．

3 無麻酔で行えるUGCE

最近，欧州では皮膚から5 mm以内の浅い分枝静脈瘤に特化したNBCA治療機器としてEndoSealer®（biolas社）とVeinoff®（Invamed社）が販売されている（図7）．本法では基本的にカテーテル類は一切使わなくても，承認済みかつ低価格のシリンジ1.0 mlと25 G針による直接穿刺法，または24 G逆流防止弁付きの外套留置針からボーラス注射するAliquot法などで治療できるようになった（図8）．これにより，UGCEでは無麻酔で一期的に複数静脈の治療が可能となり，創部ドレッシングや術後圧迫治療も不要となった．著者はさまざまな逆流静脈を対象として適切なNBCAを選択することで，IPVのみに限定せずUGCEの適応を拡大している（表3）．今まで低侵襲とされていたstab avulsion（またはambulatory phlebotomy）よりも，刺し傷がなく無麻酔で行えるUGCEはさらに低侵襲になったといえる．

4 NBCAの選択

推奨されるNBCAの選択についてまとめた（表4）．著者はNBCAの接着性能や空間補填性能，および対象静脈の径や皮膚からの深さにより，使い分けをしている．基本的に下肢静脈瘤専用に開発されたNBCAには接着機能があるが，

IVRで用いられているHistoacryl®＋Lipiodol®配合液には空間補填機能しかないと考えている。

5 最善の治療を目指して

　最後に，NBCAは60年にわたる国際的臨床実績から安全性は確保されているが，依然として粘膜刺激性から皮膚への有害事象があり，最善の治療とはまだいえない。NBCAは体内で分解される際にホルムアルデヒドが発生するために少なからず毒性があり[22]，亜急性期に皮下組織や治療静脈に炎症反応をもたらすと考えられる。

　また，NBCAは重合反応による硬化を起こしても生体組織との化学反応は起こさないことから，化学的結合や相互拡散による接着機能はない。他の接着理論では，吸着もしくは静電気などの分子間力（ファンデルワールス力）による接着機能などが考えられるが，これらの接着能力は低いといわれている。生体組織表面には凹凸があることから，著者はNBCAによる中心的な接着メカニズムは投錨効果（アンカー効果）と考えている[23)24]。

　NBCAのようにプラスティック様の硬化物を作らずに，アンカー効果を期待できるバイオマテリアルは数多く報告されている。将来はNBCAと同等の簡便性と重合・硬化機能をもちながら，接着性能と生体親和性が高い新素材の接着剤の登場が待たれる。

まとめ

　下肢静脈瘤はこの10年くらいの短期間に，ストリッピングから格段の進歩を遂げた。現在では，周術期の患者の身体的負担を考えると，NTNT治療が世界的な潮流になりつつある。CAEはその代表格であり，術中TLAや術後術肢圧迫などの患者負担が血管内焼灼術よりもはるかに少ない。一方で，CA自体による有害事象は少なからず報告されている。臨床試験が行われた国によって出現率が異なることから，人種によっても差が出てくる可能性は否めない。

　また，企業戦略や医療保険制度の違いから，医療技術として承認されても保険適用にならない国も少なくない。そのため，欧米ではすでに保険適用されている血管内焼灼術も広く用いられている。こうした背景から，わが国もできるだけ早く欧米と同じステージに立ち，邦人におけるエビデンスを得る必要がある。そして，最終的に保険適用になるよう産学共同で働きかけなければならない。

　最後に，著者らの経験からCAEはまだ最終ゴールとはいえず，今後有害事象が起こらない生体組織に適合した革新的な塞栓・接着素材を開発することが急務と考えている。

II 逆流本幹の治療

●引用文献

1) Proebstle TM, Alm J, Dimitri S, et al: The European multicenter cohort study on cyanoacrylate embolization of refluxing great saphenous veins J Vasc Surg Venous Lymphat Disord 3: 2-7, 2015
2) Todd KL 3rd, Wright DI; VANISH-2 Investigator Group: Durability of treatment effect with polidocanol endovenous microfoam on varicose vein symptoms and appearance (VANISH-2). J Vasc Surg Venous Lymphat Disord 3: 258-264, 2015
3) Lane T, Bootun R, Dharmarajah B, et al: A multi-centre randomised controlled trial comparing radiofrequency and mechanical occlusion chemically assisted ablation of varicose veins-Final results of the Venefit versus Clarivein for varicose veins trial. Phlebology 32: 89-98, 2017
4) Almeida JI, Javier JJ, Mackay EG: Two-year follow-up of first human use of cyanoacrylate adhesive for treatment of saphenous vein incompetence. Phlebology 30: 397-404, 2015
5) 日本消化器病学会編：肝硬変診療ガイドラン（改訂第2版），pp80-86, 南江堂, 東京, 2015
6) 日本IVR学会, 日本外傷学会編：肝外傷に対するIVRのガイドライン 2016
7) 日本脳卒中学会 脳卒中ガイドライン委員会編：6-1 脳動静脈奇形. 脳卒中治療ガイドライン2015（追補2017対応），協和企画, 東京, 2017
8) 石口恒男, 太田豊裕, 萩原真清ほか：NBCA. 塞栓物質を使いこなす；適応と塞栓術の実際, 荒井保明ほか編, pp81-133, メジカルビュー社, 東京, 2016
9) Witte ME, Zeebregts CJ, de Borst GJ et al: Mechanochemical endovenous ablation of saphenous veins using the ClariVein : A systematic review. Phlebology 32: 649-657, 2017
10) Morrison N, Gibson K, Vasquez M, et al: VeClose trial 12-month outcomes of cyanoacrylate closure versus radiofrequency ablation for incompetent great saphenous veins. J Vasc Surg Venous Lymphat Disord 5: 321-330, 2017
11) Yavuz T, Acar AN, Aydın H, et al: A retrospective study of a new n-butyl-2-cyanoacrylate glue ablation catheter incorporated with application guiding light for the treatment of venous insufficiency: Twelve-month results. Vascular, 2018: 1708538118770548. doi: 10. 1177/1708538118770548. [Epub ahead of print]
12) Eroglu E, Yasim A, Ari M, et al: Mid-term results in the treatment of varicose veins with N-butyl cyanoacrylate. Phlebology 32: 665-669, 2017
13) Morrison N, Gibson K, McEnroe S, et al: Randomized trial comparing cyanoacrylate embolization and radiofrequency ablation for incompetent great saphenous veins (VeClose). J Vasc Surg 61: 985-994, 2015
14) Gibson K, Ferris B: Cyanoacrylate closure of incompetent great, small and accessory saphenous veins without the use of post-procedure compression: Initial outcomes of a post-market evaluation of the VenaSeal System (the WAVES Study). Vascular 25: 149-156, 2017
15) Park I: Successful use of VenaSeal system for the treatment of large great saphenous vein of 2. 84-cm diameter. Ann Surg Treat Res 94: 219-221, 2018
16) Chan YC, Law Y, Cheung GC, et al: Predictors of Recanalization for Incompetent Great Saphenous Veins Treated with Cyanoacrylate Glue. J Vasc Interv Radiol 28: 665-671, 2017
17) Chan YC, Law Y, Cheung GC et al: Cyanoacrylate glue used to treat great saphenous reflux: Measures of outcome. Phlebology 32: 99-106, 2017
18) Toonder IM, Lam YL, Lawson J, et al: Cyanoacrylate adhesive perforator embolization (CAPE) of incompetent perforating veins of the leg, a feasibility study. Phlebology 29 (1 suppl): 49-54, 2014
19) Prasad Bp K, Joy B, Toms A, et al: Treatment of incompetent perforators in recurrent venous insufficiency with adhesive embolization and sclerotherapy. Phlebology 33: 242-250, 2018
20) Başbuğ HS, Özışık K: Ultrasound-guided perforator vein sealing with cyanoacrylate glue. Turk Gogus Kalp Dama 24: 763-776, 2016
21) Yang GK, Mordhorst A, Gagnon J: Ultrasound-guided cyanoacrylate injection for the treatment of incompetent perforator veins. J Vasc Surg 68: e78-e79, 2018
22) 田口哲志：生体由来材料を用いた外科用接着剤の開発. 大矢裕一ほか監, 進化する医療用バイオベースマテリアル（バイオテクノロジーシリーズ），pp120-131, シーエムシー出版, 東京, 2015
23) 米沢正次：α-シアノアクリレートとその接着剤について. 有機合化学誌 30 : 823-831, 1972
24) 南崎喜博：接着剤と接着のメカニズム. エレクトロニクス実装学会誌 6 : 349-354, 2003

II 逆流本幹の治療

ストリッピング手術の役割

白方秀二

KEY SENTENCE
- 当科では病態ごとに EVLA に加えストリッピング手術，高位結紮術，不全穿通枝（incompetent perforating vein：以下，IPV）結紮，瘤切除を同時に行うハイブリッド手術を行っている。
- 大伏在静脈大腿静脈接合部（sapheno-femoral junction：以下，SFJ）や IPV の逆流が高度で下腿の皮膚病変が進行した潰瘍合併例などでは，EVLA のみでは完治せず，ストリッピング手術並びに IPV 結紮が欠かせない。

はじめに

2011 年に EVLA が保険収載となり，さらに日帰り治療が可能となったことからわが国でも血管内治療が急速に普及し，低侵襲治療としてストリッピング手術を凌駕する勢いにある。われわれの施設では，2012 年 4 月に ELVeS レーザー 980nm による EVLA 第 1 例を開始以降，3 年間で 250 例に EVLA を行った。そして，すべての症例が全身麻酔による 2 泊 3 日のクリニカルパスを用いた入院治療であった。

2009 年 4 月 1 日に京都鞍馬口医療センターに末梢血管治療センターを開設以降 2014 年 12 月までに手術を行った下肢静脈瘤の年次別推移を示す（図 1）。

EVLA の適応はすべてガイドライン[1]に従い，レーザー焼灼部は大腿部大伏在静脈本幹のみとした。EVLA に付加した同時手術は，下腿大伏在静脈（great saphenous vein：以下，GSV）の内翻ストリッピング手術や IPV 結紮，および側枝静脈瘤切除などであった。一方，EVLA の適応ではない逆流高度な静脈瘤では，GSV あるいは小伏在静脈（small saphenous vein：以下，SSV）の全長あるいは限局性ストリッピング手術を選択している。

現在われわれが行っている EVLA とストリッピング手術を組み合わせたハイブリッド手術の現況を報告する。

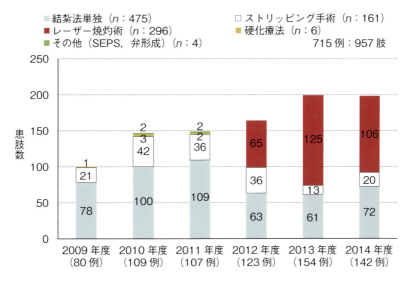

図1 当院における一次性下肢静脈瘤手術年次別推移（術式内訳）

A 対象症例と術式内訳

2012年4月にEVLA導入後, 2015年3月までの3年間に一次性下肢静脈瘤に対してEVLAと同時手術を行った症例は250例（320肢）ある。これらのうち, 両下肢同時にEVLAを施行したものが72例（144肢）, 片足のみが178例であった。男女比は92:158, 平均年齢は63.9歳, CEAP分類[2]からみた臨床分類はC_3:125例, C_4:118例, $C_5 \sim C_6$:7例であった。静脈瘤のタイプはすべて大伏在静脈大腿静脈接合部（SFJ）に逆流を認める伏在静脈本幹＋分枝型であった。

診断は初診時に身体的所見と血管内超音波検査によるSFJでの逆流時間測定とIPV検索を行い, 同時に空気容積脈波検査（air plethysmograph：以下, APG）によるvenous filling index（以下, VFI）測定を行った。血管内超音波検査では全例深部静脈血栓は認めず, 一次性下肢静脈瘤と診断した。

血管内治療ガイドラインで適応を満たした250例中, 両下肢併せて320肢にEVLAを行った。EVLAの適応とならなかった64肢では外科的治療を行った。320肢中, EVLAと同時に下腿GSV本幹の内翻ストリッピング手術を117肢に, SSVストリッピング手術を6肢に対して施行した（図2, 3）。その他EVLAに加えIPV結紮や瘤切除, SSVの高位結紮などを行ったものが197肢あった。

一方, 非焼灼肢64肢中ストリッピング手術はGSV本幹全長あるいは限局性ストリッピング手術が15肢, SSV本幹ストリッピング手術が11肢, その他IPV結紮＋瘤切除38肢などであった。両下肢のGSV本幹に静脈瘤を認めた4例では, EVLAと本幹ストリッピング手術を左右別々に同時に施行した（図4）。

GSV並びにSSV本幹の処理を行う場合は腹臥位から始め, SSVのストリッピ

II 逆流本幹の治療

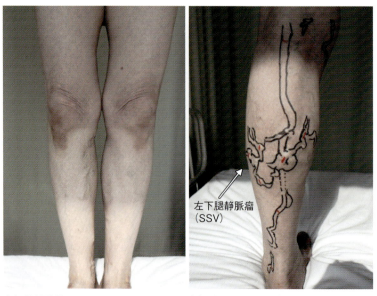

(a) 術前所見　　　　　(b) 術前マーキング

左下腿静脈瘤（SSV）

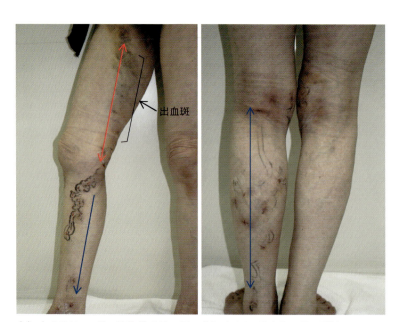

(c) 右GSVレーザー焼灼後4日，下腿GSV内翻抜去後の所見　　(d) 左SSV抜去後4日の所見

出血斑

図2　【症例❶】61歳，女性
右下肢の大腿部GSVはEVLA施行（赤矢印），下腿GSVは内翻抜去（青矢印）。
左下肢SSVは全長抜去（青矢印）とIPV結紮術を同時に行った。

ング手術終了後，仰臥位にして大腿部GSV本幹のEVLAを行った。術中体位変換をしたものは64例あった。

手術時間の平均は片足で117.5 ± 26.5分，両下肢で170.8 ± 38.3分であった。

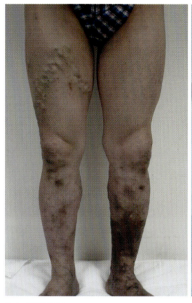 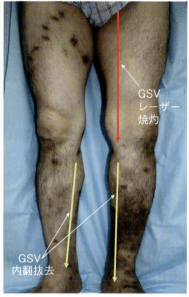 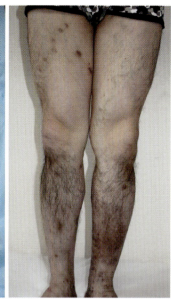

(a) 術前所見　　　　　　　　(b) 術後3カ月の所見　　　　　　(c) 術後2年の所見

図3 【症例❷】36歳，男性，大動脈弁置換術後
　右下肢大腿部は瘤切除とIPV結紮，下腿GSVは内翻抜去（黄矢印）施行。左下肢は大腿部GSVのEVLA（赤矢印）に加え下腿GSVの内翻抜去（黄矢印）を行った。

　EVLA予定のGSV本幹周囲には，レーザー焼灼術前に局所麻酔（tumescent local anesthesia：以下，TLA）を行った。組成は，生理食塩水250mlに1％リドカイン塩酸塩・アドレナリン注射液10mlを添加混合したものを使用した。平均使用量は187mlであった。

B 症例呈示

【症例❶】61歳，女性
　職業：なし
　診断：両下肢一次性静脈瘤
　発生部位：右下肢；GSV本幹＋分枝，左下肢；SSV本幹＋分枝
　GSV逆流時間：SFJ部；右 − 1.52 sec. 左 − 1.6 sec.
　APG検査：VFI；右 − 4.79 ml/sec. 左 − 測定せず
　身体的所見・症状：右足 C_3，左足 C_3
　病悩期間：40年
　麻酔：気管内挿管（術中腹臥位→仰臥位）
　手術：右下肢は大腿部GSVのEVLA（焼灼長35cm）に加え，下腿GSVの内翻ストリッピング手術，IPV結紮を施行した。焼灼熱量は50 J/cm，TLA目的

II 逆流本幹の治療

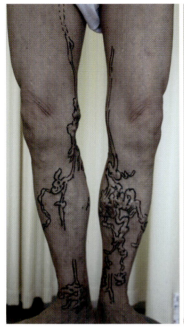 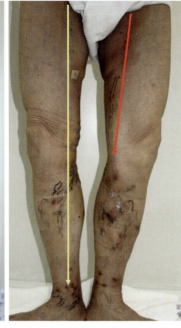 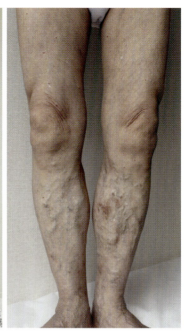

(a) 術前マーキング　　　　　(b) 術後5日の所見　　　　　(c) 術後3年の所見

図4 【症例❸】71歳，男性
　右下肢はSFJから内踝まで全長内翻抜去（黄矢印），左下肢は大腿部GSVのEVLA（赤矢印）に加え下腿の瘤切除を同時に施行した。

　の麻酔液使用量は150 mlであった。左下肢はSSVストリッピング手術に加え瘤切除（stab avulsion），IPV結紮を施行した。手術時間は3時間15分を要した。

　術後経過：右膝に軽い静脈炎を認めたのみで経過良好であった（図2）。

【症例❷】36歳，男性，大動脈弁置換術後
　職業：調理師
　診断：両下肢一次性静脈瘤
　発生部位：右下肢；大腿部副伏在静脈＋下腿GSV本幹＋分枝，左下肢；GSV本幹＋分枝
　GSV逆流時間：SFJ部；右 − 1.7 sec. 左 − 3.35 sec. 右大腿副伏在静脈（＋），IPV（＋）
　APG検査：VFI；右 − 8.79 ml/sec. 左 − 7.304 ml/sec.
　身体的所見・症状：右足 C_3, 左足 C_4
　病悩期間：5年
　既往歴：Valsalva洞動脈瘤破裂により大動脈弁置換術後。ワーファリンは前医の指示により休薬しなかった。
　麻酔：気管内挿管（体位変換無）

手術：右下肢は副伏在静脈と，IPVを大腿部前面に多数認めたため，SFJでの結紮に加えIPV結紮と瘤切除を行った．同時に下腿のGSV内翻ストリッピング手術を行った．左下肢に対しては大腿部GSVのEVLA（焼灼長35cm）と下腿GSV内翻ストリッピング手術＋瘤切除（stab avulsion）＋IPV結紮を同時に行った．TLA目的の麻酔液使用量は211 ml，焼灼熱量は75 J/cmであった．手術時間は4時間3分を要した．

　術後経過：術後左下肢に高度の出血斑を認めた．3週目にはほぼ消失した．術後疼痛はなく，右大腿創部に色素沈着を認めたが，瘤はすべて消失し経過良好であった．術後2年で右下肢の静脈瘤は消失した．左下肢の色素沈着は軽快しているが，大腿部に新たな不全穿通枝が見られる（図3）．

【症例❸】71歳，男性

　職業：機械工
　診断：両下肢一次性静脈瘤
　発生部位：両下肢ともにGSV本幹＋分枝
　GSV逆流時間：SFJ部；右 － 1.65 sec. 左 － 1.49 sec.
　APG検査：VFI；右 － 6.296 ml/sec. 左 － 14.65 ml/sec.
　身体的所見・症状：右足 C_4, 左足 C_4
　病悩期間：10年
　麻酔：気管内挿管（体位変換無）
　手術：右下肢のGSVは全長にわたり，ストリッピング手術＋瘤切除（stab avulsion），左下肢はSFJの結紮後にGSVのEVLA（焼灼長30 cm）を行い，下腿GSV内翻ストリッピング手術と瘤切除（stab avulsion）＋IPV結紮を施行した．TLA目的の麻酔液使用量は140 ml，焼灼熱量は74.9 J/cmであった．手術時間は3時間30分を要した．

　術後経過：EVLAを行った左下肢に術後皮下出血斑を認めた．ストリッピング手術を行った足には皮下出血は見られなかった．術後疼痛もなく，経過良好である．術後3年で両下肢の色素沈着はほぼ消失している．軽度静脈怒張を認めるが，自覚症状はない（図4）．

C 術後経過

　2泊3日のクリニカルパスから逸脱したのは，手術中に無気肺を来たした1例と，患者本人の希望で退院を延期した2例のみであった．

　EVLAとGSV本幹および下腿の限局性ストリッピング手術を同時に施行した全員が2泊3日で退院した．退院後4～5日目に外来診察を行い，大伏在静脈

焼灼部の血管エコー検査を行った。エコー検査では焼灼部 GSV はすべて血栓性閉塞を認め，深部静脈血栓形成（EHIT）は見られなかった。術後 VFI は全例改善した。拳大以上の皮下出血斑を 250 例中 185 例（74%）に認め，65 例（26%）ではまったく認めなかった。焼灼部位の疼痛の有無を確認したところ，ほとんど痛みを感じなかったものが 86.7%，血栓性静脈炎を合併したため鎮痛剤の延長を希望したものが 5.6% あった。

術後 3 カ月目までに焼灼部のツッパリ感や索状感を認めたものが 35 例（14%），ストリッピング手術に関連した軽度の知覚障害や痺れ感を訴えたものが 8 例（3.2%），創部の縫合糸膿瘍が 8 例（3.2%）見られた。

その他，足関節部の潰瘍再発が 1 例あったが，局所麻酔による IPV 結紮を行い治癒した。術後平均観察期間は 4 年 8 カ月と短いが，焼灼部大伏在静脈の再疎通は見られていない。VFI 値は術後全症例で改善した。

D 考 察

2009〜2014 年までの 6 年間に当院で施行した静脈瘤治療の年次別推移を示した（図 1）。EVLA を 2012 年 4 月に導入以降，レーザー治療の比率が増加している。

1 EVLA と同時手術

高度のうっ滞性皮膚炎や色素沈着，下腿潰瘍を合併したものでは EVLA のみで治療は完結せず，ストリッピング手術が必要となる。しかし軽症例の多くは，大腿部 GSV の EVLA のみで下腿の側枝瘤が経時的に縮小・消失していくことはよく知られている。一方，EVLA 施行後の残存瘤や再疎通例に対しては二期的に硬化療法や外科的治療を必要とした報告も少なくない[3)〜5)]。われわれは EVLA 開始当初から二期的な治療は好まず，再発を来たさないよう EVLA に留まらず下腿の GSV・SSV の本幹ストリッピング手術や分枝瘤切除，さらには IPV 結紮などを同時にハイブリッド手術として行っている。当院では EVLA に加え多くの手技を同時に行うため，2 泊 3 日のクリニカルパスによる入院治療として，麻酔は全身麻酔を基本方針としている。

2 EVLA の問題点

EVLA は低侵襲治療として日帰り手術が可能ではあるが，問題点として術後疼痛と皮下出血斑の出現がある[6)7)]。自験例では術後疼痛の訴えは 5.6% にすぎなかった。疼痛の少ない理由として，手術を全身麻酔で行うため TLA 麻酔液[8)]が saphenous compartment 内へ確実に浸透させられる利点がある。

一方，自験例では皮下出血斑は照射エネルギー密度（linear endovenous

energy density：以下，LEED）の値にかかわらず，77.3 % と高頻度に認めた。文献的には LEED が小さいと再疎通の原因となり，逆に大きいと術後疼痛や皮下出血斑が増えるとされている[8]。したがって，抗凝固療法を継続中の患者では EVLA を選択する際に内服を中止するかどうかの是非が問われる。自験例では術前に抗血小板剤やワーファリンなどを内服し，EVLA を中止せず施行した5例中 3 例（60%）に高度の皮下出血斑を認めたことから，現在はレーザー治療前には抗凝固薬の一時的な休薬が望ましいと考えている。

このように，当初使用した ELVeS レーザー 980 nm の欠点として，術後の疼痛と皮下出血斑が高頻度に見られることであった。したがって，これら合併症を軽減させる目的で，2015 年以降は波長の異なる 1470 nm レーザーおよび radial 2 ring fiber 焼灼術[9]に変更した。その結果，疼痛も軽度となり皮下出血斑もほとんど見られなくなった。最近はラジオ波による局所高周波焼灼法[10]による血管内焼灼術が新たに開発され，すでに臨床応用されている。

3 ストリッピング手術の実際

ストリッピング手術手技の詳細については，ストリッピング手術の実際とエビデンス[11]を参照されたい。かつてストリッピング手術は Babcock 法が主流であったが，最近は低侵襲治療を目的として伏在型静脈瘤本幹に対しても限局性の内翻ストリッピング手術が盛んに行われるようになってきた[12]。われわれが EVLA と同時に膝関節下から内踝上まで行う下腿 GSV 内翻抜去の目的は，分枝瘤切除のための創数を減らすことと，GSV 本幹径が 5 cm 以上ある症例では分枝瘤との交通を確実に遮断し再発を防止するためである。内翻ストリッピング手術では静脈が途中でちぎれることもあり，内翻抜去専用のストリッパーもあるが高価である。われわれは従来から使用している Babcock 型の金属ストリッパーを内翻，外翻法いずれにおいても使用しており特に不自由は感じていない。

4 ストリッピング手術の問題点

ストリッピング手術そのものに伴う合併症としては，EVLA と異なり知覚神経障害（痺れ，疼痛）がある。その他皮下出血，色素沈着，むくみなどを来たすことがある。レーザー治療を行った自験例 250 例 320 肢中，ストリッピング手術を併せて行ったものは 117 肢ある。そのうち，下腿 GSV の限局性内翻ストリッピング手術を行った 5 肢と SSV ストリッピング手術の 3 肢，計 8 肢（3.2%）に知覚障害を認めた。このように，下腿のストリッピング手術ではいかに工夫をこらしても一定頻度の知覚神経障害は避けられない。したがって，知覚神経障害回避のため，EVLA と同時に下腿 GSV 本幹に対してはカテーテルを用いたフォーム硬化療法を同時に施行している施設もあるが，閉塞率は決してよくはない[13]〜[15]。

EVLAでは術後の再疎通が問題とされるが，EVLAとGSV本幹ストリッピング手術との2群間で術後成績を比較した報告では両群間に有意差はない[16)17)]。一方，EVLA群はストリッピング手術群よりも術後の血腫，創部感染，疼痛の頻度が有意に低いとされている[18)]。

静脈瘤性下腿潰瘍について

難治性下腿潰瘍合併例では下腿のGSVストリッピング手術とIPV処理は必須であり，重症例ではSEPS[19)]の適応となるものがある。われわれは，EVLAと下腿GSVの限局性内翻抜去を同時に施行したにもかかわらず，足関節部に術後1カ月目に潰瘍を生じた症例を経験したが，局所麻酔によりIPVを1カ所結紮したのみで治癒した。このように一次性下肢静脈瘤に起因するうっ滞性皮膚潰瘍では，慢性静脈不全症の関与も考慮しておく必要がある。

6 EVLAとストリッピング手術（ハイブリッド手術）

われわれの下肢静脈瘤治療に対するstrategyとして，EVLAはあくまでオプションの1つと考えている。すなわち，EVLAと瘤切除のみで治療が終了する軽症例とは異なり，$C_4 \sim C_6$などでは下腿のGSV抜去とIPV処理は欠かせない。EVLAが適応とならない伏在型静脈瘤に対しては，GSV本幹の限局性内翻ストリッピング手術を優先し，また片足・両足にかかわらず，SSV本幹にも高度逆流を認めればストリッピング手術を第一選択としている。われわれの施設ではEVLAに加え，SFJや小伏在静脈膝窩静脈接合部（sapheno-popliteal junction：SPJ）に高度逆流を認めれば高位結紮術を行うこともある。また高度皮膚病変例では，下腿の限局的ストリッピング手術やIPV結紮などを個々の症例で選択している。このように異なる治療法を同時に組み合わせば，二期的な追加治療は不要で再発も少ない。

下肢静脈瘤に対しEVLAを局所麻酔のみで日帰り手術で行っている施設からは，全身麻酔は侵襲が大きすぎるとの指摘がある。確かに一度の手術で両下肢すべての静脈瘤を処理する場合の問題点として，手術時間の長さと手術中の体位変換がある。平均手術時間は片足で2時間，両足で3時間前後であった。手術中の体位変換は250例中65例（26％）あり，ハイブリッド手術を安全に行うためには麻酔科医やナースの協力は欠かせない。

術後アンケート調査

下肢静脈瘤に対しEVLAと伏在静脈のストリッピング手術，IPV結紮その他瘤切除などハイブリッド手術を行った患者250名中150名に対し，術後3カ月目に無作為にアンケート調査を行った。入院期間や全身麻酔の是非，レーザー治療

と二期的に追加手術を行う是非,皮膚切開創の数,術後合併症などにつきアンケート調査を行った。

アンケート回答結果では,クリニカルパスによる2泊3日の入院期間については69.2％の患者が「丁度よい」と回答した。全身麻酔については「安心できた」が74.2％,「不安であった」が25.8％であった。なお,EVLAと付加手術を二期的に分けるべきかどうかとの質問には「同時手術」を希望したものは98.9％,創の数については「特に気にならない」としたものが70.8％であった。

まとめ

伏在型の下肢一次性静脈瘤に対し2泊3日のクリニカルパスを用いて,全身麻酔のもとEVLAに加え同時に下腿GSVストリッピング手術やIPV結紮および瘤切除などハイブリット手術を行ったが,バリアンスはほとんど生じなかった。GSVの再疎通もなく静脈瘤はすべて消失し,患者の満足度は高かった。

●引用文献

1) 佐戸川弘之,杉山悟,広川雅之ほか:下肢静脈瘤に対する血管内治療のガイドライン.静脈学 21:289-309, 2010
2) Eklof B, Rutherford RB, Bergan JJ, et al: Revision of the CEAP classification for chronic venous disorders: consensus statement. J Vasc Surg 40: 1248-1252, 2004
3) 平林朋子,佐野成一,高島格:伏在型静脈瘤に対する血管内レーザー焼灼術における側枝静脈瘤切除の必要性の有無の検討.静脈学 25:386-390, 2014
4) Schanzer H: Endovenous ablation plus microphlebectomy/aclerotherapy for the treatment of varicose veins: single or two-stage procedure? Vasc Endovascular Surg 44: 545-549, 2010
5) Proebstle TM, Moehler T, Herdemann S: Reduced recanalization rates of the great saphenous vein after endovenous laser treatment with increased energy dosing: definition of a threshold for the enndovenous fluence equivalent. J Vasc Surg 44: 834-839, 2006
6) 武藤紹士,近藤ゆか,平野弘嗣ほか:当院におけるEVLA導入後1年の早期治療成績.静脈学 25:373-380, 2014
7) Theivacumar NS, Dellagrammaticas D, Beale RJ, et al: Factors influencing the effectiveness of endovenous laser ablation (EVLA) in the treatment of great saphenous vein reflux. Eur J Vsac Endvasc Surg 5: 119-123, 2008
8) 広川雅之,栗原伸久:下肢静脈瘤に対する980nmレーザーを用いた標準的血管内レーザー治療.日血外会誌 21:583-588, 2012
9) 広川雅之,小川智弘,菅原弘光ほか:下肢静脈瘤に対する波長1470nmレーザーおよびRadial 2ring fiberによる血管内レーザー焼灼術の他施設共同並行群間比較試験.日血外会誌 23:964-971, 2014
10) 杉山悟:伏在静脈瘤に対する血管内高周波(ラジオ波)焼灼術の実際.静脈学 25:421-429, 2014
11) 白方秀二:下肢静脈瘤治療に対する外科的治療法;ストリッピング手術の実際とそのエビデンス.MB Derma 201:43-49, 2013
12) 吉田博希,稲葉雅史,福山貴久:大伏在静脈に対する内翻ストリッピング手術.静脈学 24:426-431, 2013
13) 田淵篤,正木久男,柚木靖弘ほか:血管内レーザー治療の位置づけ;大腿ストリッピング手術との比較検討. J Jpn Coll Angiol 55:13-19, 2015
14) 田淵篤,正木久男,柚木靖弘ほか:大伏在静脈瘤に対する各種術式の治療成績.静脈学 24:91-99, 2013
15) 小田勝志:フォーム状硬化剤を用いた伏在型下肢静脈瘤に対する本幹硬化療法.静脈学 20:291-298, 2009
16) Christenson JT, Gueddi S, Gemaile G, et al: Prospective randomized trial comparing endovenous laser ablation and surgery for treatment of primary great saphenous varicose veins with a 2-year follow up. J Vasc Surg 52: 1234-1241, 2010

17) Rasmussen L, Lawaetz M, Bjoern L, et al: Randomised clinical trial comparing endovenous laser ablation and stripping of the great saphenous vein with clinical and duplex outcome after 5 years. J Vsac Surg 58: 421-426, 2013
18) Siribumrungwrong B, Noorit P, Wilasrusmee C, et al: A systematic review and meta-analysis of randomized controlled trials comparing endovenous ablation and surgical intervention in patients with varicose vein. Eur J Vsac Endovasc Surg 44: 214-223, 2012
19) 篠崎幸司, 太田英夫, 片山智博ほか：不全穿通枝を伴う慢性静脈不全に対する治療方針：SEPSと直達切除法. 静脈学 25：306-312, 2014

III 局所的な逆流の治療

- 本幹の逆流を解決してなお，患者の興味は分枝静脈の蛇行や怒張・透見など目に見える問題で占められており，これを解決するまで治療は完結しない。
- 治療の仕上げとして，本章では分枝静脈の逆流を薬剤注入や外科手術によって解決する方法を伝える。

一般的なフォーム硬化療法

可視化硬化療法

不全穿通枝の処理

III 局所的な逆流の治療

一般的なフォーム硬化療法

柳沢　曜　黒川正人

KEY SENTENCE
- フォーム硬化療法は，簡便で侵襲が少なく，また整容的にも優れており，下肢静脈瘤治療の選択肢の1つとして有用である。
- 伏在静脈径8mmまでの下肢静脈瘤において，分枝静脈瘤へのフォーム硬化療法単独法を施行し良好な結果が得られた。
- 伏在静脈径8mmを超える下肢静脈瘤において，分枝静脈瘤へのフォーム硬化療法を併用した限局的ストリッピングが有効である。
- 側枝静脈瘤に対する硬化治療法後に，伏在静脈本幹の径の縮小や，逆流の消失を認めることがあり，本幹へも効果が及んでいることが示唆された。

はじめに

　下肢静脈瘤に対する硬化療法は，簡便で侵襲が少ないことから，現在世界的に広く普及している治療法である[1]。当初は液状硬化療法が行われていたが，2000年ころからより有効性の高いフォーム硬化療法[2,3]が急速に広まった。
　本稿では，下肢静脈瘤に対するフォーム硬化療法の適応や役割について概説するとともに，われわれが行っているフォーム硬化療法手技を紹介する。

A　われわれの下肢静脈瘤治療方針とフォーム硬化療法の適応

　われわれは治療に際して，下肢静脈超音波検査により静脈瘤の精査を行っている。デュプレックス・スキャンにより深部静脈血栓の有無を確認し，血栓を認めた症例は硬化療法の禁忌であるので除外する。大伏在静脈および小伏在静脈本幹の走行を同定した後，立位でその最大径を計測する。さらに，伏在静脈本幹の逆流部位や分枝静脈瘤の走行の確認，不全穿通枝の部位の同定を行い，その逆流時間を計測する。
　治療の適応は以下のごとくである。大伏在静脈の本幹の直径が8mm以上であ

る場合は，大腿静脈大伏在静脈接合部（saphenofemoral junction：以下，SFJ）から膝下までの限局的ストリッピング，および分枝静脈瘤への硬化療法を行う[4]。直径が8 mm未満の場合は，分枝静脈瘤への硬化療法を単独で行う。本幹硬化療法および高位結紮術は行っていない。

　小伏在静脈については，直径8 mm以上の場合には膝窩静脈小伏在静脈接合部（saphenopopliteal junction：SPJ）で高位結紮術を行い，その後に分枝静脈瘤の硬化療法を行う。直径8 mm未満の場合は分枝静脈瘤の硬化療法のみ行う。なお，最終的な治療の決定は患者の希望に委ねている。

　大伏在静脈本幹が直径8 mm未満の場合に，高位結紮術は行わず，分枝静脈瘤に対する硬化療法のみ行っている理由は，大伏在静脈の高位結紮術は，ストリッピングと比較して長期的には再発率が高い[5)6)]ことと，フォーム硬化療法であれば単独法により十分な治療効果が期待できることにある。カテーテルを用いた本幹硬化療法の有用性の報告があるが[7]，硬化剤ポリドカノール（以下，POL）の添付文書に「直径8 mmを超える一次性下肢静脈瘤に対する安全性および有効性は確認されていない」と表記されていること，また，静脈径が太いと，より高濃度の硬化剤の使用が必要となり，合併症の頻度が上昇することも危惧されるためわれわれは行っていない。

B われわれの治療の実際

　われわれの行っているフォーム硬化療法単独法，およびフォーム硬化療法を併用したストリッピングについてその実際を示す。

1 使用する硬化剤

　わが国で保険承認されている硬化剤はPOLのみで，濃度は0.5 %，1 %，3 %の3種類が市販されている。注入時の疼痛がなく，皮膚壊死を来たしにくいなど安全性が高いが，色素沈着や，まれではあるがアナフィラキシー反応を来たすことがある。POLの国内第III相臨床試験において，静脈瘤径1 mm未満，1 mm以上3 mm未満，3 mm以上の各病変に対する有効率は，69.2 %，86.7 %，100 %といずれの静脈瘤径においても良好な成績が証明されている[8]。

2 方　法

　硬化療法時の使用物品として2.5 mlディスポーサブル・シリンジ2本，三方活栓，そして皮膚穿刺用に27 Gの注射針を用意する。われわれは硬化剤注入直後の圧迫に3M™レストン™粘着フォームパッド（住友スリーエム社製，日本）を用いており，皮膚トラブルを少なくするため粘着面にはガーゼを貼り付けて使

III 局所的な逆流の治療

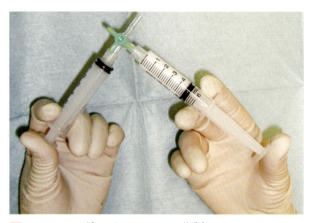

図1 Tessari法によるフォーム作製
われわれは，2.5 mlディスポーザブル・シリンジ2本を用いて，1% POL 0.5 ml および空気 1.5 ml を 1：3の割合で混和して作製している。

用する。また，硬化療法前より開始しておいた中圧弾性ストッキング着用は，治療後も継続させている。

●フォーム硬化療法単独法

通常，外来にて行っている。2.5 ml ディスポーザブル・シリンジ2本を三方活栓に接続し，一方に1% POL 0.5 ml を吸引し，他方に空気 1.5 ml を入れて1：3の割合で混和する（図1）。高位結紮術を行わない代わりに大腿中央部に駆血帯を装着し，表在静脈の血流を抑制した状態で27 G針を用いて瘤内に薬剤を注入する。施行後はスポンジで治療部位を圧迫し，弾性ストッキングを着用して約10分間足踏みを指示し，その後は歩行を推奨する。術後1～2日間は終日弾性ストッキングによる圧迫を継続し，その後は日中のみの着用とする。

●フォーム硬化療法を併用した限局的ストリッピング

術前に，立位で視診による静脈瘤のマーキングと，静脈超音波検査による不全穿通枝のマーキングを行う。ストリッピングは腰椎麻酔下に行う。まず鼠径部に約3 cmの皮膚切開を加え，2本の筋鈎を用いて大伏在静脈を露出する。次にSFJを確認し，その近傍で大伏在静脈に流入する浅下腹壁静脈，浅腸骨回旋静脈，外陰部静脈などを結紮して切離する。次いで，SFJで大伏在静脈を1-0絹糸にて二重結紮する。その後，大伏在静脈に切開を加え末梢方向にストリッパーを挿入する。皮下に触れるストリッパーの先端を目印にして，膝関節を越えたところで皮膚に約1 cmの横切開を加えて大伏在静脈を露出する。同部にて大伏在静脈の末梢側を1-0絹糸にて二重結紮した後に血管を切開し，ストリッパーの先端を露出させ，ストリッパーとともに大伏在静脈を結紮する。その後，膝下部とSFJで大伏在静脈を切断して，ストリッピングを行う経路を弾性包帯などで圧迫した後に静脈を抜去する。

ストリッピング後に，大腿に弾性包帯を巻いたままで膝下の分枝静脈瘤に対してフォーム硬化療法を行う．手技はフォーム硬化療法単独法と同様で，通常1％POLの使用量は1～2 ml程度である．硬化療法終了後，皮膚切開部にペンローズドレーンを留置して，鼠径部では浅筋膜を縫合した後に真皮と表皮の2層縫合を行う．膝下では真皮と表皮の2層縫合のみを行う．術後1日は膝用装具（ニーブレイス）を着用して患肢の安静を図る．ドレーンは術翌日に抜去するが，創部および静脈抜去部の圧迫は5日間程度継続する．その後は，日中のみ弾性ストッキングを着用させている．

● 後療法

　後療法としての弾性ストッキングによる圧迫療法は，小静脈瘤の治療後においても色素沈着などの合併症を軽減するために有効である．硬化療法施行約3週間後に患部をチェックし，血腫が存在する場合には，血腫の穿刺と圧排を行う．血腫を残すと血栓性静脈炎となり，疼痛が持続することがある．また，ヘモジデリンによる色素沈着の原因となるため，血腫は可能な限り早期に除去することが望ましい．

C 症　例

【症例❶】79歳，女性，右下肢静脈瘤，フォーム硬化療法単独法症例

　10年前より右下肢静脈瘤を認め，当科を受診した．下肢静脈超音波検査により右大伏在静脈の最大径は4.4 mmであり，SFJにおいて逆流シグナルを認めた．われわれの治療方針に基づき，硬化療法単独法の適応と判断した．右下肢静脈瘤に対して，合計2回硬化療法を施行し，整容面の良好な改善を認めた（図2）．

【症例❷】65歳，女性，左下肢静脈瘤，フォーム硬化療法を併用した限局的ストリッピング症例

　20年前より左下肢静脈瘤を認め当科を受診した．下肢静脈超音波検査により左大伏在静脈の最大径は9.4 mmであり，SFJにおいて逆流シグナルを認めた．われわれの治療方針に基づき，左下肢限局的ストリッピングおよびフォーム硬化療法を施行した．術後3カ月時，残存する左下腿の静脈瘤に対して2度目のフォーム硬化療法を施行した．2度目のフォーム硬化療法施行後2カ月時，整容面の良好な改善を認めた（図3）．

III 局所的な逆流の治療

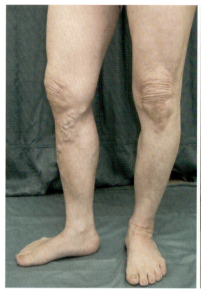

(a) 治療前所見

(c) フォーム硬化療法2回施行後6カ月の所見

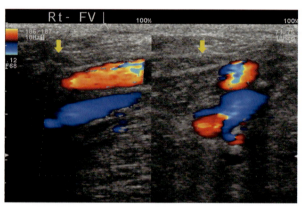

(b) 超音波検査所見
大腿静脈大伏在静脈接合部に逆流シグナルを認めた（➡）。

図2 【症例】79歳，女性，右下肢静脈瘤，フォーム硬化療法単独法症例

D 考察

1 フォーム硬化療法の特徴

　硬化療法の利点としては，麻酔が不要であることや，出血の心配が少ないこと，皮膚切開がないため整容面で優れること，簡便であること，繰り返し行いやすいことなどが挙げられる．液状硬化療法では，硬化剤が静脈内ですぐに希釈され効果を失ってしまうのに対し，フォーム硬化療法では，硬化剤が血液で希釈されにくく，濃度を保ちながらより離れた部位まで拡がる．また，硬化剤は注入後もよ

一般的なフォーム硬化療法

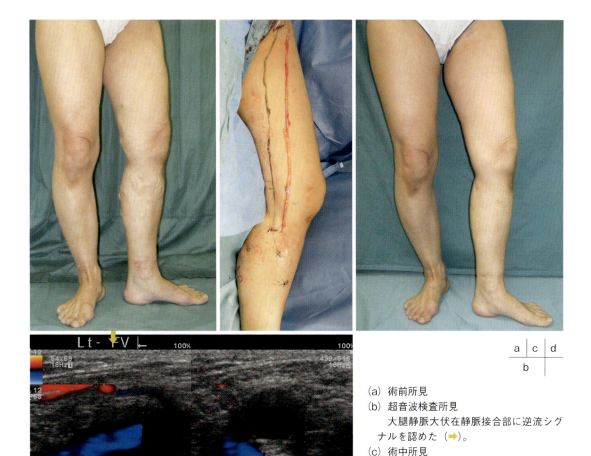

(a) 術前所見
(b) 超音波検査所見
　　大腿静脈大伏在静脈接合部に逆流シグナルを認めた（➡）。
(c) 術中所見
　　大腿静脈大伏在静脈接合部から膝関節下部までの範囲に限局した大伏在静脈ストリッピングおよびフォーム硬化療法を行った。
(d) 術後5カ月（フォーム硬化療法2回目施行後2カ月）の所見

図3 【症例❷】65歳，女性，左下肢静脈瘤，フォーム硬化療法を併用した限局的ストリッピング症例

り長く静脈内に留まるため，血管内皮への障害作用が強い。

　Yamakiら[7]は，1％および3％ POLを用いて行った超音波ガイド下における液状硬化療法とフォーム硬化療法を比較している。1年後の大伏在静脈の閉塞率はフォーム群が67.6％，液状群が17.5％と有意差をもってフォーム群の方が完全閉塞の割合が高く，静脈瘤の再発率もフォーム群で8.1％，液状群で25.0％とフォーム群で有意に治療成績が優れていたと報告している。Hamel-Desnosら[2]は，3％ POLを用いた大伏在静脈に対する硬化療法において，液状群とフォーム群の比較検討を行い，3週間の経過観察でフォーム群が84％，液状群が40％に大伏在静脈の逆流の消失を認め，フォーム群の方が有意に効果が高かったとしている。また，Rabeら[3]は他施設共同研究の結果をまとめ，3カ月の経過観察で

III 局所的な逆流の治療

フォーム群が69％，液状群が27％に大伏在静脈の逆流の消失を認め，フォーム硬化療法の方が有効であったと報告している。

2 フォームの作製方法

2003年にヨーロッパで開催されたフォーム硬化療法コンセンサスミーティング（European Consensus Meeting on Foam Sclerotherapy）ではMonfreux法[9]，Tessari法[10]およびdouble syringe system法の3つの方法が推奨されていた[11]。しかし，その後2006年にヨーロッパで開催された第2回フォーム硬化療法コンセンサスミーティング（2nd European Consensus Meeting on Foam Sclerotherapy，以下2ndECMFS）では，比較的大きなフォームを形成するMonfreux法はほとんど用いられていないことがわかり，Tessari法およびdouble syringe system法が推奨された[12]。現在は，なかでもTessari法が最も広く用いられており，われわれもこの方法を採用している。

これに対して，フォーム作製に使用する硬化剤の濃度については一定のコンセンサスが得られていない。2ndECMFSでは，POLを使用する場合，本幹には2～3％のものが，穿通枝や分枝静脈瘤には1％のものが使用される傾向にあった。一方，毛細血管拡張病変に対しては，むしろ液状硬化剤が使用される傾向にあった[12]。

静脈径も使用する硬化剤の選択に関係しており，2ndECMFSでは，静脈瘤径が1～3mmの場合は0.5％POL，3～4mmの場合は0.5～1％POL，5～6mmでは1％POLの使用を推奨している[12]。Hamel-Desnosら[13]は，大伏在静脈に対するフォーム硬化療法において1％POLと3％POLの使用を比較した他施設共同研究を行い，直径が8mm以下の場合は治療効果に有意差はなかったと報告しており，フォーム硬化療法では低濃度の硬化剤でも優れた効果が期待できると考えられる。

硬化剤と空気の比率は，フォームの安定性と粘度に影響を与える。小川ら[14]は1％ポリドカノールと空気を種々の割合で混合したフォームを作製し，1：3の比率で作製した場合に最も長い時間形態的に安定しており，1：3～1：5の比率で作製した場合に最も高粘度であったとしている。2ndECMFSでは1：4の比率でフォームを作製することが推奨されている[12]が，われわれは2.5mlディスポーザブル・シリンジ2本と三方活栓を用意し，一方に0.5％または1％ポリドカノール0.5mlを吸引し，他方に空気1.5mlを入れて1：3の割合で混和している。

使用するフォーム硬化剤の量は少なすぎると十分な効果が得られず，多すぎると安全性に問題が生じる。2ndECMFSではフォーム硬化剤の注入量は，CEAP分類のC1で最大4mlまで，C2で最大10mlまでとされている[12]。

われわれは以前に液状硬化療法を行っていた際には，5mm以上の静脈瘤には

3%POLを使用することもあったが，フォーム硬化療法に移行して以降は3% POLを用いることはなく，全例1%POLにて治療を行っている．また，1カ所に注入する量は1%POLで0.5 ml，フォーム硬化療法では2.0 mlまでとしており，液状硬化療法施行時期と比較すると，POLの総投与量も減少した．

フォーム硬化療法の臨床効果

われわれは大伏在静脈の分枝静脈瘤に対するフォーム硬化療法単独法を行い，6カ月以上の経過後に静脈超音波検査が可能であった15例について調査を行った．その結果，15例中11例で大伏在静脈本幹の径の縮小を認め，うち5例で逆流の消失を確認した．側枝静脈瘤に対する硬化療法であっても，伏在静脈本幹へも硬化剤が流入するため，一部の症例において本幹静脈径の縮小や逆流の停止などの効果を認めたと考えられる．

4 フォーム硬化療法を併用した 限局的ストリッピング

伏在静脈の全長抜去では伏在神経障害が起こりやすいとされる[15]．そのため，逆流のある伏在静脈のみ抜去する選択的ストリッピングへと変遷し，最近では，逆流があったとしても下腿部の大伏在静脈本幹を温存する限局的ストリッピングが有用であると報告されている[16]．

下腿部の大伏在静脈本幹は，しっかりとした浅在筋膜により被覆されているため，逆流があっても瘤化しにくく，また温存された逆流のある大伏在静脈本幹では多くの場合逆流が消失するとされる[17]．Miyazakiら[18]は，ストリッピングに加えて残存した静脈瘤の切除術を併用した群と，ストリッピングと硬化療法を併用した群とを比較して治療成績に差がないことを報告した．一方，田淵ら[19]は，大腿ストリッピングに加えて下腿本幹硬化療法を行った群と，大腿ストリッピングに加えて不全穿通枝結紮術を行った群，また全長ストリッピングを行った群の3群間で術後1年までの静脈機能を比較検討し，治療成績に差がないことを報告している．フォーム硬化療法を併用した限局的ストリッピングは，硬化療法のみでの治療が困難な重症例などに対し，有効な治療法の1つであると考える．

5 合併症

硬化療法において報告されている合併症としては，主に瘤内血栓，色素沈着，硬化剤によるアナフィラキシー様症状，静脈炎，皮膚壊死，深部静脈血栓症，肺塞栓症などがある．特に，瘤内血栓の発現率および色素沈着を生じる率は高濃度の硬化剤を使用するほど多いとされ，硬化剤濃度の選択は慎重に行うべきと考える．硬化剤注入血管における血栓形成は，硬化療法の結果として避け難いが，過剰な血栓形成は静脈炎の原因となり，また再疎通の可能性も高まることから，で

III 局所的な逆流の治療

きる限り防止すべきである。対策として注入後の圧迫が重要であるが，それでも血腫を形成した場合は，血腫の穿刺と圧排を行う。血腫を残すと血栓性静脈炎となり疼痛を来たしたり，ヘモジデリンによる色素沈着の原因となるため，可能であれば早期に除去することが望ましい。色素沈着は，傷害された血管壁から漏出した赤血球由来のヘモジデリンとメラニン沈着に起因するとされているが，対策としては適正な濃度の硬化剤をゆっくりと注入し，十分に圧迫することである。

また，フォーム硬化療法の際に特有の合併症として，一過性の視力障害，脳虚血発作，胸部圧迫感，空咳などがあり，2006年Forleeら[20]は，フォーム硬化療法後の脳梗塞症例を報告している。これらは，深部静脈径に流入したフォーム硬化剤が右心系に到達し，一般人の15～25％に存在するといわれる卵円孔開存があった場合に，卵円孔を経て中枢神経系に至るためであると考えられている。そのため2ndECMFSにおいて，卵円孔開存が明らかな患者は左心系に空気が迷入する可能性があるため，フォーム硬化療法は絶対的禁忌とされた[12]。2012年4月に改定されたPOL添付文書の注意書きにも，フォーム硬化療法施行例における一過性脳虚血発作などの脳血管障害が記されている。対策としては，少量のフォーム硬化剤の使用が推奨されているほか[12]，空気ではなく炭酸ガスの使用[21]，注入法の工夫[22]などが報告されている。

6 禁忌と注意点

禁忌となるのは妊婦や，歩行困難な患者，血栓性静脈炎や深部静脈血栓症の既往のある患者，および硬化剤アレルギー，ジスルフィラム，タモキシフェン，ホルモン投与中の患者，さらに動脈閉塞性疾患のある患者などである。禁忌ではないが，圧迫療法のできない患者は合併症の危険性が高くなることから除外している。

患者には，皮膚壊死や静脈血栓塞栓症などの重篤な合併症のみでなく，色素沈着や血栓形成，およびそれに伴う疼痛出現の可能性なども十分に説明することが望ましい。

まとめ

下肢静脈瘤に対するフォーム硬化療法の適応や役割について概説するとともに，われわれの行っている下肢静脈瘤に対するフォーム硬化療法単独法，およびフォーム硬化療法を併用した限局的ストリッピングの手技について報告した。フォーム硬化療法は，わが国ではまだ比較的歴史の浅い治療法であり，その適応や安全性については，今後さらに症例を蓄積して広く検討されることが必要であろう。

●引用文献

1) Fegan WG: Continuous compression technique of injectiong varicose veins. Lancet 2: 109-112, 1963
2) Hamel-Desnos C, Desnos P, Wollmann JC, et al: Evaluation of the efficacy of polidocanol in the form of foam compared with liquid form in sclerotherapy of the greater saphenous vein: initial results. Dermatol Surg 29: 1170-1175, 2003
3) Rabe E, Otto J, Schliephake D, et al: Efficacy and safety of great saphenous vein sclerotherapy using standardized polidocanol foam（ESAF）: a randomized controlled multicentre clinical trial. Eur J Vasc Endovasc Surg 35: 238-245, 2007
4) 黒川正人：下肢静脈瘤の治療；形成外科の立場から；非接触型静脈可視化装置（Stat Vein）の使用を含めて. MB Derma 201：60-66, 2013
5) 新本春夫, 兼高武二, 重松宏ほか：下肢静脈瘤治療の適応と成績. 静脈学 14：331-338, 2003
6) Rutgers PH, Kitslaar PJEHM: Randomized trial of stripping versus high ligation combined with sclerotherapy in the treatment of the incompetent greater saphenous vein. Am J Surg 168: 311-315, 1994
7) Yamaki T, Nozaki M, Iwasaka S: Comparative study of duplex-guided foam sclerotherapy and duplex-guided liquid sclerotherapy for the treatment of superficial venous insufficiency. Dermatol Surg 30: 718-722, 2004
8) 佐戸川弘之, 星野俊一, 阪口周吉：下肢静脈瘤硬化療法における硬化剤（ポリドカノール）のプラセボ対照二重盲検比較試験. 静脈学 15：207-215, 2004
9) Monfreux A: Traitement sclerosant des troncs sapheniens et leurs collaterales de gros calibre par la method MUS. Phlebologie 50: 351-353, 1997
10) Tessari L, Cavezzi A, Frullini A: Preliminary experience with a new sclerosing foam in the treatment of varicose veins. Dermatol Surg 27: 58-60, 2001
11) Breu FX, Guggenbichler S: European Consensus Meeting on Foam Sclerotherapy, April 4-6, 2003, Tegernsee, Germany. Dermatol Surg 30: 709-717, 2004
12) Breu FX, Guggenbichler S, Wollmann JC: 2 nd European Consensus Meeting on Foam Sclerotherapy 2006, Tegernesee, Germany. Vasa 37（Suppl 71）：1-29, 2008
13) Hamel-Desnos C, Ouvry P, Benigni J, et al: Comparison of 1 % and 3 % polidocanol foam in ultrasound guided sclerotherapy of the great saphenouse vein: a randomized, double-blind trial with 2-year follow-up. "The 3/1 study". Eur J Vasc Endovasc Surg 34: 723-729, 2007
14) 小川智弘, 星野俊一, 中尾雅明：当院におけるフォーム硬化療法。静脈学 19：255-260, 2008
15) 白杉望, 川上利光, 堀口定昭ほか：大伏在静脈瘤に対する手術法の検討；結紮術か選択的抜去術か. 静脈学 17：179-184, 2006
16) Nishibe T, Nishibe M, Kudo F, et al: Stripping operation with preservation of the calf saphenous veins for primary varicose veins: hemodynamic evaluation. Cardiovasc Surg 11: 341-345, 2003
17) Blomgren L, Johansson G, Dahlberg-Akerman A, et al: Changes in superficial and perforating vein reflux after varicose vein surgery. J Vasc Surg 42: 315-320, 2005
18) Miyazaki K, Nishibe T, Sata F, et al: Stripping operation with sclerotherapy for primary varicose veins due to greater saphenouse vein reflux: three-year results. World J Surg 27: 551-553, 2003
19) 田淵篤, 正木久男, 柚木靖弘ほか：下腿部本幹硬化療法を併用した大腿ストリッピング手術の治療成績. 静脈学 22：11-16, 2011
20) Forlee MV, Grouden M, Moore DJ, et al: Stroke after varicose vein foam injection sclerotherapy. J Vasc Surg 43: 162-164, 2006
21) Morrison N, Neuhardt DL, Rogers CR, et al: Comparisons of side effects using air and carbondioxide foam for endovenous chemical ablation. J Vasc Surg 47: 830-836, 2008
22) Hill D, Hamilton R, Fung T: Assessment of techniques to reduce sclerosant foam migration during ultrasound guided sclerotherapy. J Vasc Surg 48: 934-939, 2008

III 局所的な逆流の治療

可視化硬化療法

田代秀夫

KEY SENTENCE
- 直視下で見えづらい皮下の静脈に対する近赤外線バスキュラーイメージングは,表在静脈を可視化できる非接触型の機器で,治療野を清潔に保ち,穿刺と薬液の注入ができる。
- 深達度は皮下 10 mm,静脈瘤の最大径が投影され,広い視野のもと,注入した硬化剤の到達範囲,流出方向をリアルタイムで観察できる。
- 皮膚表面からは直視できない網目状,クモの巣状静脈瘤を可視化して行う硬化療法は,適切な治療部位に適量の薬液を注入することが可能となる。

はじめに

　血管内焼灼術後にもかかわらず,縮小・消退に至らない下腿の残存静脈瘤に対して,硬化療法は大変良い適応であるが,手技自体に習熟を要するためか,いまだに限られた専門家の手に委ねられている。

　わが国に導入された近赤外線バスキュラーイメージング用機器 VeinViewer Flex®（Christie Medical,米国）は,表在静脈を可視化できる非接触型の機器で,治療野を清潔に保ち,穿刺と薬液注入ができる。深達度は皮下 10 mm まであり,静脈瘤の最大径が投影され,従来よりも穿刺精度が向上し,広い視野のもと,注入した硬化剤の到達範囲や流出方向をリアルタイムで観察できるので,皮膚表面からは直視できない複雑な走行を示す網目状やクモの巣状静脈瘤には有用である。

　このような見えにくい静脈を可視化して硬化療法を行う,いわゆる可視化硬化療法の最大のメリットは,適切な治療部位に適量の薬液を注入することが可能で,硬化療法の有効性・安全性を向上させることにある。

A 血管内焼灼術普及後の静脈瘤治療における硬化療法

　昨今，伏在静脈本幹に対する血管内焼灼術が普及し，入院手術を必要とした時代に比べて多くの静脈瘤患者が治療機会を得るようになったが，もともと患者の気になる下腿の静脈瘤に対しては，血管内焼灼術の直後に stab avulsion をはじめとする小手術を加えて残存静脈瘤を消し去る必要がある。しかし，針穴だけですむカテーテル治療が普及したのに，小手術を追加することに抵抗を感じることもあろうし，小手術でも取りきれない細かな静脈瘤が残存する例も少なくない。血管内焼灼術により伏在静脈の逆流を消失させたことは，病因に対して根本的治療を施したことで大変意味のあることではあるが，小さくなったものの静脈瘤が残っていたら，患者は，まだ治りきっていないと思うかもしれない。このような残存静脈瘤に対して硬化療法は大変良い適応[1]であり，近年，フォーム状硬化剤の使用により治療成績が安定してきた[2]。

　とはいえ，硬化療法を初めて行う場合，注入した薬剤がいったいどこに流れていくのか不安を感じることであろう。そこで，注入した薬剤の広がりを可視化できれば，適切に必要な量の硬化剤を，確実に静脈瘤内に作用させることが可能になる。硬化療法を可視化させる試みとして，超音波ガイド下の硬化療法[3]があるものの，伏在静脈や径の太い静脈瘤には有効であるが，径が細く皮下に屈曲蛇行し，複雑なネットワークを有する静脈瘤を走査することは至難の技であり，硬化剤の広がりをプローブで追うことは不可能に近い。そこで，著者が当初，透過光LEDライトを，最近では近赤外線バスキュラーイメージング用機器を使用して，可視化のもとで静脈瘤硬化療法を行っている経験を紹介する。

B 可視化静脈瘤硬化療法への歩み

1 Venoscope II

　著者が，可視化のもとで行う静脈瘤硬化療法に出会ったのは，東海大学血管外科の折井正博先生が，ポリドカノール液と造影剤を混ぜて数カ所の残存静脈瘤に注入する際に，交通枝を介して硬化剤が深部静脈に流れないように，透視下にモニターしながら注意深く治療を行われていたのが最初である。それでもクモの巣状静脈瘤（web type：図1）および網目状静脈瘤（reticular type：図2）に対しては，直視下に確認できる皮膚表層の静脈瘤に細径針を穿刺して硬化剤を注入していたので，皮下組織が厚く，浮腫の顕著な症例で，表層から視認できない皮下の蛇行・拡張・瘤化した静脈に対しては硬化療法を行えなかった。静脈瘤治療にレーザーをいち早く普及させている米国を見聞しようと思い，2006年ころに，

III 局所的な逆流の治療

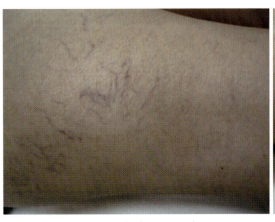

図1　クモの巣状静脈瘤（web type）

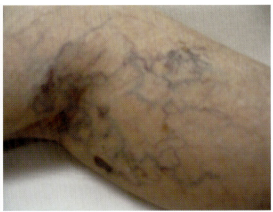

図2　網目状静脈瘤（reticular type）

　ジョージア州アトランタ近郊で血管外科を開業している Dr. Matsuura を訪ねた時に，「これぞ可視化硬化療法」といえる治療を目の当たりにした。直視には耐えないほど眩しい光を皮膚に接触させて皮下の静脈を映し出し（図3），フォーム状硬化剤を躊躇なく打っていたことが印象に残っている。

　帰国後の学会展示コーナーで出会ったのが，発光ダイオードランプ：LED（light emitting diode）であった。機種は，Venoscope II Transilluminator®（Grayckon Scientic，オーストラリア）であり，赤白2色のLEDライトが二股に分かれた先端部の皮膚接触面に左右3個取り付けられ，透過光がヘモグロビンに吸収され皮下の血管が視認されるものである（図4）。

2　実際の手技

　LEDランプは15分連続使用で37℃を保ち，熱傷の危険がなく，重量75 g，55×165×22 mm の大きさなので片手での操作が容易である。透過光ガイド下に，表層から視認できない静脈瘤に対して，もれなく硬化療法が可能になったので，網目状静脈瘤およびクモの巣状静脈瘤の患者を中心に硬化療法を行った。使用薬剤は0.5％ポリドカノール0.5 ml＋空気0.5 mlをフォーム状にして，一肢につき5 ml以下で使用した。著者は細径静脈瘤の硬化療法を，薬液と空気とは1：1，しかも完全にフォームにはせずに半量は液体のままで行っている。1：4で全量フォーム化されたものでは1 mlのシリンジを押す力の微妙なコントロールが難しいからである。

　Venoscope II Transilluminator® は光量が乏しく，診察室を真っ暗にするので，助手の看護師はかなり迷惑したにちがいない。下肢の皮膚面にVenoscope II Transilluminator® を接触させ，透過光により確認し得た皮下の拡張・蛇行・瘤化した静脈に，ルーペを用いて30 G針により穿刺して，逆流を確かめた後，ゆっくり硬化剤を注入すると，硬化剤が近位側に流れるにつれ，血液が流出するさま

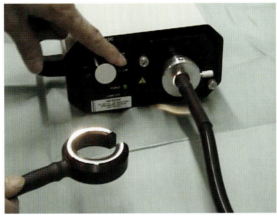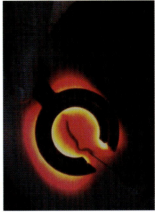

図3　Fiber Optic Illuminator Vein Light®（Translite LLC，米国）
（右図は Translite LLC 社ホームページより引用）

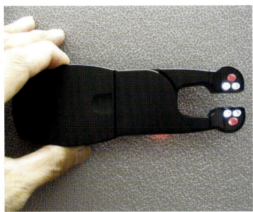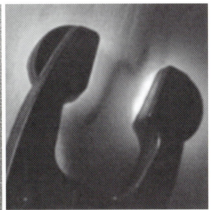

図4　Venoscope II Transilluminator®
（右図は Grayckon Scientic 社ホームページより引用）

を透過光で追えるので，硬化剤の到達範囲が把握できた．特にクモの巣状静脈瘤に対しては，血管径が細く皮膚表面からの硬化療法が困難な症例でも，透過光下に皮下の比較的太い静脈へ硬化剤を注入することで治療可能になった．

3　自験例

Venoscope II Transilluminator® は光量が弱く，視野も狭かったが，もう少し明るい機種としてはVeinlite LEDX®（Veinlite®，Phoenix 社，米国）がある．この機種はライトの数が多く，LED の透過光（橙色 605 nm，赤色 660 nm）は，いずれも静脈血中の還元ヘモグロビンの透過性が低いので吸収され，皮下の静脈を視認できる（図5）．

これらの機器を用いて，2006年12月〜2008年4月までの期間に，外来にて硬化療法を施行した網目状静脈瘤およびクモの巣状静脈瘤は，のべ 327 例であった．

III 局所的な逆流の治療

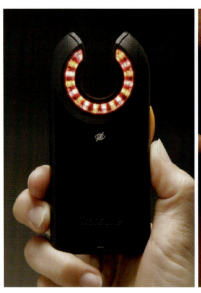
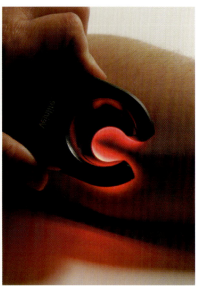

図5　Veinlite®
（Phoenix社ホームページより引用）

このうち，従来，治療が難しかった下腿浮腫を伴う患者（ほかに浮腫の原因疾患を認めない）に透過光下で硬化療法を行ったのは33例であった。結果は，治療後約1カ月において浮腫の消退が自他ともに確認された症例が75％（25/33例），うち60％（15/25例）は1回の硬化療法で軽快したので，下腿浮腫を合併する下肢静脈瘤に対しても，透過光ガイド下の硬化療法は十分有効であるという手応えを得た。

　網目状静脈瘤とは，径1〜3mm未満で真皮下の皮内に拡張した静脈瘤をいい，クモの巣状静脈瘤は，真皮内の1mm以下の細静脈瘤と分類されている。とりわけクモの巣状静脈瘤は，直視下に30G針を用いて硬化剤を注入するには相当な習熟を要し，たとえ注入し得ても，細い静脈内腔が硬化剤に反応して閉塞すると，血管外の組織に漏れてしまう。クモの巣状静脈瘤の周囲をLEDランプで透視すると，しだれ桜の要（カナメ）のような部分の真皮下にfeeding reticular veinともいうべき1〜3mmの静脈を見い出すことができる。このツボに透過光下で針を刺入することは比較的容易であり，逆流ポイントを閉塞することで末梢のクモの巣状静脈瘤を消失させることも可能になった。

C 非接触型の機器を用いた可視化硬化療法へ

1 機器の進歩

　これまで使用した透過光の機器は，患者の皮膚と接触させて硬化療法を行うの

で，器具の清潔を保つことや，機器を把持するための手を要するなど面倒なこともあった．そこで，非接触的にリンパ管を描出する手法を静脈瘤硬化療法に応用する試みがなされた[4]．すなわち，ICG（indocyanine green）が強い蛍光を発することを利用して，硬化剤に混ぜて静脈瘤に注入し，photodynamic eye（PDE）で捉える，いわゆるLED励起蛍光造影法と呼ばれる方法である．非接触的に薬液の広がりをリアルタイムで観察しつつ，比較的径の太い静脈瘤に硬化療法を行っているが，ICGなどの薬剤を混ぜることなく，もう少し簡便になればと思っていた．

幸いなことに2011年の秋，近赤外光を照射して，反射した部位に可視光を投影して静脈を描出することができる機器が日本でもお目見えした．この機種のプロトタイプを用いて静脈瘤硬化療法を試みたブラジルのDr. Miyakeら[5]の論文の写真を見ると，スマートには程遠い印象ではあったが，VeinViewer Vision®（Christie Medical社，米国）という機器は，はるかに洗練されていた（図6）．本機は，アーム上に伸びたヘッドユニットを対象皮膚より30 cm離して近赤外光を照射することで，静脈内の血液ヘモグロビンが近赤外光を吸収する一方，周囲組織からの反射光の信号を処理した情報を1秒間に30コマのスピードで緑色の背景を加えて皮膚の表面に投影するもので，静脈は皮下10 mmまで可視できる．

この機種は非接触型なので，器具の消毒や助手も要さず，また特別な薬剤の注入も必要とせず，投影の範囲は手札サイズで，従来のLEDライトに比べて格段に視野が広がっており，初期の使用経験が報告されている[6]．ほどなくハンディタイプのVeinViewer Flex®が登場したので，狭い外来診察でも著しく使い勝手が良くなった（図7，動画）．

2 自験例

著者は，2012年12月～2013年5月の期間に，本機種を用いて網目状静脈瘤およびクモの巣状静脈瘤の57症例に硬化療法を試みた．非接触型なので治療野を清潔に保ち，両手を用いて皮膚に張力を加え，穿刺と薬液注入ができる．深達度は皮下10 mmなので，静脈瘤の最大径が投影され，従来よりも穿刺精度が向上し，広い視野のもと，注入した硬化剤の到達範囲および流出方向をリアルタイムで観察できる．さらに，中枢側へ流出していた硬化剤を，中枢側を指で圧迫遮断することにより逆向きに末梢の細い静脈瘤分枝にも行きわたらせることもできる[7]（図8）．

外来で硬化療法を行った約1カ月後に，追加の硬化療法が必要かどうかを判断すると，VeinViewer Flex®を用いた治療では，外来で1回の治療で終了する症例が89％（51/57例）で，従来のLEDライトを使って硬化療法を行っていた

III 局所的な逆流の治療

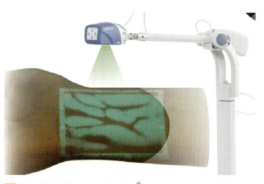

図6 VeinViewer Vision®
（Christie Medical社ホームページより引用）

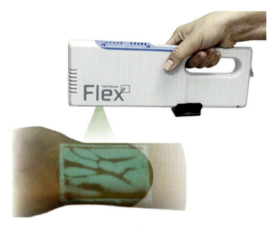

図7 VeinViewer Flex®
（Christie Medical社ホームページより引用）

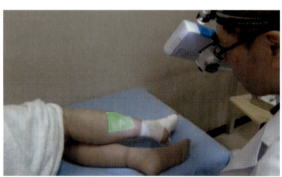

(a) 外来診察室でのセッティング

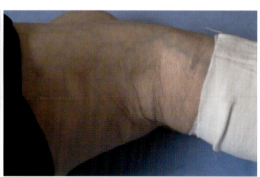

(b) 直視下での静脈瘤所見

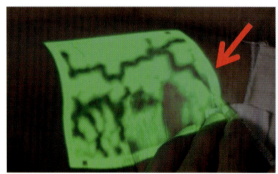

(c) VeinViewerで可視化された静脈瘤

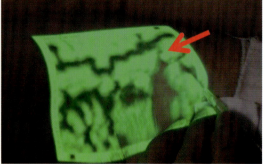

(d) 硬化剤の注入により可視化された静脈瘤が失しつつある所見

図8 Visualized sclerotherapy using VeinViewer Flex®
矢印：硬化剤が及んでいる先進部

ころの76％（56/74例）に比べると格段に改善している。治療成績だけでなく、可視化硬化療法を行った患者では、深部静脈血栓症や、フォーム状硬化剤の使用に関連する合併症がまったく生じなかったことからも、本機器を用いた可視化硬化療法は安全性にも優れた手法であると思われた。

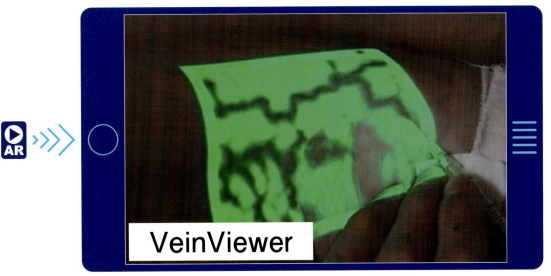

動画（32秒）　VeinViewerで可視化された静脈瘤への硬化療法
透過光が吸収されて黒く描出された静脈瘤に視野の右下より硬化剤が注入され，静脈瘤内の血液が徐々に硬化剤に置き換えられていく様子がリアルタイムで確認できる。

まとめ

　下肢静脈瘤に対する硬化療法は，血管内焼灼術後にも残存する静脈瘤を消し去るには，低侵襲な点で最適な方法であることは疑いない。可視化硬化療法にたどり着いたことで，リアルタイムに硬化剤の広がりを観察しながら治療ができるので，適切な治療部位に適量の薬液を注入することが可能になった。とりわけ皮膚表面からは直視できない複雑な走行を示す網目状あるいはクモの巣状静脈瘤には，極めて有効である。血管内焼灼術の後に残存する静脈瘤に悩む患者には，可視化硬化療法を行い，患者と医師がともに満足できるレベルまで，丁寧に，きれいに，確実に静脈瘤が根治されることを期待する。

● 引用文献

1) Kakkos SK, Bountouriglou DG, Azzam M, et al: Effectiveness and safety of ultrasound-guided foam sclerotherapy for recurrent varicose veins．J Endovasc Ther 13: 357-364, 2006
2) Goldman MP: My sclerotherapy technique for telangiectasia and reticular veins. Dermatol Surg 36: 1040-1045, 2010
3) Yamaki T, Hamahata A, Soejima K, et al: Prospective randomised comparative study of visual foam sclerotherapy alone or in combination with ultrasound-guided foam sclerotherapy for treatment of superficial venous insufficiency: preliminary report. Eur J Vasc Endovasc Surg 43: 343-347, 2012
4) Kikuchi M, Hosokawa K: Visualized sclerotherapy of varicose Veins. Dermatol Surg 36: 1050-1055, 2010
5) Miyake RK, Zerman HD, Duarte FH, et al: Vein imaging: a new method of near infrared imaging, where a processed image is projected onto the skin for enhancement of vein treatment. Dermatol Surg 32: 1031-1038, 2006
6) 斉藤聰，八木雄史，岡崎嘉一ほか：下肢静脈瘤診療におけるベインビュアビジョン®の使用経験．静脈学 24 : 345-349, 2013
7) 田代秀夫：下肢静脈瘤治療における可視化硬化療法の歩み．静脈学 25 : 415-420, 2014

III 局所的な逆流の治療

不全穿通枝の処理

草川 均

KEY SENTENCE
- 形成外科外来で下腿うっ滞性皮膚病変に遭遇することは少なくないと思われるが，不全穿通枝（静脈）はその原因の1つである。
- これに対して迅速かつ正確な診断を行って治療計画を立て，自分では行えない治療選択肢が必要と判断すれば適切な施設に紹介することが重要であり，治療選択肢を知っておくことが必須となる。
- さらに下腿うっ滞性潰瘍における集学的治療は重要であり，その中で形成外科医の果たす役割は非常に大きい。

はじめに

不全穿通枝（incompetent perforating vein：以下，IPV）は，下腿うっ滞性皮膚病変の原因となることが多いが，このような患者では他覚所見で静脈瘤がはっきりしない場合が多い。このため，血管外科ではなく，まず皮膚科や形成外科を受診する場合が多いと考えられる。したがって，IPVに対する理解が皮膚科医や形成外科医にも求められることになる。さらに，IPVは再発性静脈瘤の原因静脈としても重要である[1]。

本稿ではIPVに対する治療戦略，特に診断と治療の選択肢について述べるとともに，うっ滞性皮膚病変に対する血管外科と，皮膚科や形成外科による集学的治療の重要性について強調したい。

A 穿通枝の解剖

穿通枝は，伏在静脈 - 深部静脈接合部を除き，深部静脈系と表在静脈系を連結する静脈を指し，一般的には静脈弁によって表在から深部に向かって血流が流れており，筋膜を穿通するため，穿通枝と呼ばれている。弁不全が生じると逆流を生じ，IPVとなる。

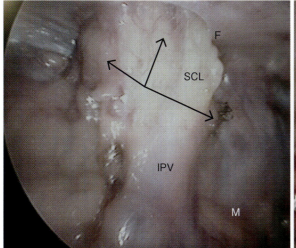
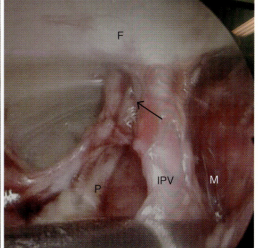
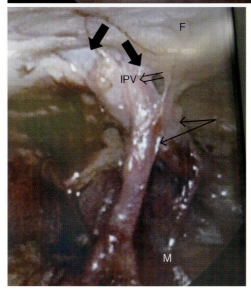

a	b
c	

(a) 上が筋膜（F），下が筋肉（M）で，不全穿通枝（IPV）が皮下へ穿通しているのが見える。上方は複雑に多分岐している（→）が，皮下脂肪（SCL）をかぶっており，皮下部分が筋膜下に引っ張られていることを示している。このような筋膜レベルでの複雑な分岐は頻繁に見られる。

(b) 上が筋膜（F），下が筋肉（M）で，不全穿通枝（IPV）の左側に複数の逆流のない穿通枝（P）が見られるが，これらは筋膜下で複雑に IPV と交通している（→）。

(c) 上が筋膜（F），下が筋肉（M）で，複数の不全穿通枝（IPV）が1本に合わさって（⇒）筋膜を穿通し，筋膜レベルの皮下でまた複数に分枝している（➡）。

図1 複雑な立体走行・形態を示す不全穿通枝の内視鏡画像

　穿通枝は大きく分けると2通りあり，伏在静脈本幹と密接に連結している大腿部のドッド（Dodd）穿通枝や下腿上部のボイド（Boyd）穿通枝，そして密接に連結していない下腿の傍脛骨穿通枝やコケット（Cockett）穿通枝などに分けられる[1]。前者の穿通枝の逆流は伏在静脈本幹の治療でほとんどが解決するが，後者の穿通枝の逆流は伏在静脈本幹を治療しても解決しないことが多く，下腿うっ滞性皮膚病変の原因となり得ることは周知のとおりである。

　代表的な穿通枝は前述したが，それ以外にも多数存在し，大腿および下腿には合計90本程度の穿通枝が存在するといわれている[2]。

　穿通枝の走行・形態は，1本が垂直に筋膜を貫いているという単純なものはむしろ少なく，short segment なのに筋膜レベルや筋膜下では走行や分枝が非常に複雑なことが多いため，それが診断・治療をも困難にしている。また，伴走動脈

III 局所的な逆流の治療

が並走していることもまれではない。IPVの複雑な立体走行および形態を示す筋膜下の内視鏡画像を示す（図1）。

B 不全穿通枝の診断

　下肢静脈エコーで診断する[1]。2011年に発行されたSociety for Vascular SurgeryとAmerican Venous Forum（SVS/AVF）によるガイドライン[3]では，IPVとは，穿通枝の径が3.5 mm以上，立位での逆流負荷試験で逆流時間が0.5秒以上という，簡便でわかりやすいものの，本来の意味とは異なる定義になっている。明らかに弁不全があっても，3.4 mmならIPVと診断できず，明らかに病態に関与していると思われるような高度の皮膚病変の下にある穿通枝でさえ，通常の逆流負荷試験では定義上はIPVと診断できないことがある。

　その理由としては，2つのことが挙げられる（図2）。

　1つは，不全穿通枝診断における立位での逆流負荷試験の意義がまったく不明なことである。立位での逆流負荷試験は，長軸方向に走る深部静脈や伏在静脈では有効であるが，そうではない穿通枝に対する逆流の直接的な負荷になるとは基本的に考えにくい。

　もう1つは，特に下腿の不全穿通枝では，伏在静脈本幹と直接大きな交通がない場合は，逆流の末梢の血管床が少なく，しかも重症のうっ滞性皮膚病変を合併していれば，その部位の血管床の静脈圧ははじめから高い。したがって，穿通枝の逆流の検出が困難なことは明白である。伏在静脈の逆流が，側枝静脈瘤および穿通枝から深部静脈などへ流れるために，逆流検出が容易であるのとは対照的である。

　現実には，穿通枝の弁不全を正確に診断する方法は今のところない。有意な逆流の検出のみならず，臨床経過，皮膚症状の局在，皮膚症状のある部分への伏在静脈やその側枝の逆流が及ぶ影響などもよく観察して，総合的に穿通枝処理が必要かどうかを執刀医自身が決めなければならな

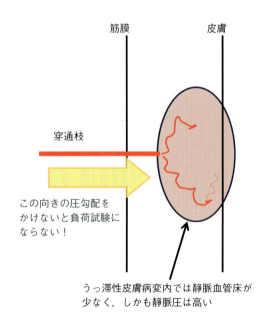

図2　下肢静脈エコーでの下腿不全穿通枝の診断が難しい理由

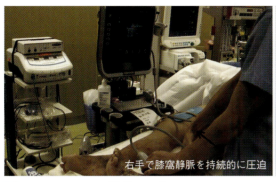
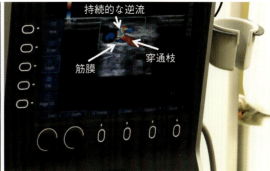

図3　IPVのエコー診断の工夫

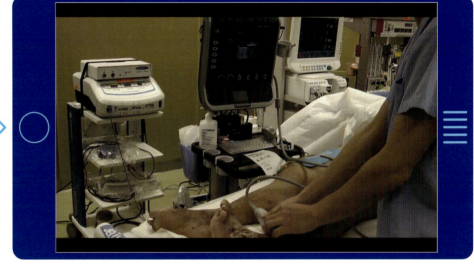

動画1（32秒）　IPVのエコー診断の工夫

い。
　穿通枝の逆流を検出するための負荷の方法の1つとして著者らが試みて効果を上げているのは，患肢を挙上して下肢静脈圧全般を下げておいた後，仰臥位とし，膝窩静脈を持続的に圧迫するというものである（図3，動画1）。実際に，皮膚病変の下にある穿通枝で，従来の立位での逆流負荷試験では逆流時間が0.3秒未満であった症例で，この方法で負荷をかけると，0.5秒どころか持続的に近い逆流を検出した症例を多く経験した。1つの方法として考慮されてもよいと考えている[1]。
　IPVのエコー診断は，SVS/AVFの定義だけでは不十分なのは明らかであり，今後さらに論議されていくべき問題であると思われる。
　また，前述したように，IPVの走行や形態は表在静脈とは桁違いに複雑なことが多く，下肢静脈エコーでそれを正確にとらえることは容易ではないことも念頭に置くべきである。

III 局所的な逆流の治療

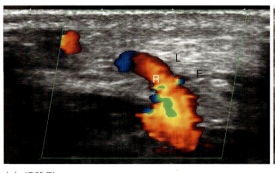
(a) 遺残例-1

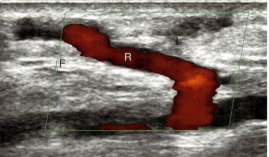
(b) 遺残例-2

図4 筋膜上での直接結紮切離にて遺残した不全穿通枝
F：筋膜，L：結紮切離した不全穿通枝のあと，R：遺残した分枝の不全穿通枝

表 内視鏡下筋膜下不全穿通枝切離術（SEPS）の施設基準

(1) 主として実施する医師に係る基準 ①もっぱら血管外科または心臓血管外科に従事し，当該診療科について5年以上の経験を有すること。 ②当該保険医療機関にて，当該療養を1年以上経験し，10例以上の症例を術者として実施した常勤医がいること。
(2) 保険医療機関に係る基準 ①外科，血管外科または心臓血管外科を標榜していること。 ②臨床工学技士が配置されていること。 ③病床を20床以上有していること。 ④当直体制が整備されていること。 ⑤緊急手術体制が整備されていること。 ⑥24時間院内検査を実施する体制が整備されていること。 ⑦医療機器保守管理体制が整備されていること。 ⑧医療安全管理委員会が設置されていること。 ⑨下肢静脈瘤手術（抜去切除術，硬化療法および高位結紮術をいう），大伏在静脈抜去術，下肢静脈瘤血管内焼灼術および内視鏡下下肢静脈瘤不全穿通枝切離術を合わせて年間50例以上実施していること。

C 不全穿通枝に対する治療選択肢

現在行われているIPVに対する治療選択肢と，その利点・欠点について述べる。

1 小皮切での直接結紮切離

皮膚症状がないか，軽微な部位のIPVに対しては，下肢静脈エコーで正確にその部位をマーキングして，小皮切を置き，IPVを同定し，筋膜レベルまで剥離して結紮切離することができる[1)4)]。IPVの切離レベルは筋膜上ということになるが，この手技を確実に行うことは実は決して容易ではない。その理由は，前述したようにIPVの走行や形態が複雑なことが多く，確実な結紮切離が難しいからである。例えば，逆流遮断部位より中枢に別の分枝が残り，早期に再発する場合がある（図4）。

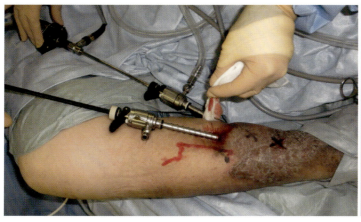
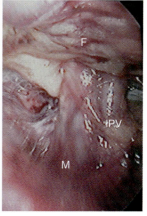

図5　内視鏡下筋膜下不全穿通枝切離術の外観と内視鏡画像
F：筋膜，M：筋肉，IPV：不全穿通枝。この症例でもIPVの走行は複雑で，上方の一部は皮下部分が筋膜下に引っ張られ，筋膜のレベルで複雑に分岐していることがわかる。

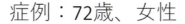

> 症例：72歳、女性
>
> 【経過】
> ・4か月前から図のような左下腿潰瘍が出現し、近医皮膚科で加療を受けるも改善せず、紹介された。
>
> ・術前下肢静脈エコーで、左大伏在静脈逆流と、3.4mm径のコケット不全穿通枝を潰瘍上部に認めた。
>
> ・手術前の潰瘍径は5×3.5cmであった。左SEPSと大伏在静脈ストリッピングを施行した。

動画2（64秒）　SEPS内視鏡像（症例：72歳，女性）
①まず，下腿中上部脛骨内側に6mmの小皮切を行い，ネジ式の1st portを内視鏡を内挿して観察しつつ，回して筋膜を破って筋膜下へ挿入する。②10mmHgのCO_2加圧で筋膜下を広げ，鈍的剥離し，筋膜下から内視鏡で観察しつつ，その後方から同様に2nd portを挿入する。③内視鏡を2nd portへ移し，1st portから，鉗子や超音波メスを使って筋膜下を剥離し，IPVを同定して切離する。

2　内視鏡下筋膜下不全穿通枝切離術

　内視鏡下筋膜下不全穿通枝切離術（subfascial endoscopic perforator surgery：以下，SEPS）は，皮膚症状が中等度（CEAP分類のC4b以上）の部位にあるIPVの逆流遮断の選択肢である。1985年にHauer[5]によって初めて報告された。現状では全身麻酔か腰椎麻酔で行われる手術のため，病院への短期間入院で行われており，入院保険制度が整っていない欧米では現在受け入れられていない[6]。

III 局所的な逆流の治療

一方わが国では，春田ら[7)8)]により簡便で易しい方法でのSEPSが開発され，内視鏡下静脈疾患治療研究会（Japanese SEPS Study Group：以下，JSEPS）の積年の努力により，2009年5月に先進医療として認可され，JSEPSのメンバーから次々と良好な成績が公表された結果[9)~13)]，2014年4月に保険収載された。ただ，施設基準を満たした病院でないと保険診療は不可能であり，無床診療所での保険診療は不可能となっている（表）。また，皮膚科医や形成外科医だけでは基準を満たしにくく，血管外科医か心臓血管外科医と協力して行わなければならないのが現状である。

わが国で主に行われているSEPSは，ネジ式ポートを用いた2ポート式であり（図5）[7)~10)12)]，ターニケットなどの煩雑な器具を使わないので，欧米のものとは異なっている[6)]。その利点としては，視野確保のために筋膜下に注入される炭酸ガスがポートの周囲を通じてリークしにくいことで，視野が安定して質の高い手術が行えることである[7)8)]。治療成績も欧米のものと比べると良好になっている[6)]。

本法の症例を示す（動画2）。また，発案者である春田によりYouTubeに動画が公開されているので，紹介させていただく（https://www.youtube.com/watch?v=_Sc7MUU6e3A）。

欠点としては，現状では入院や全身麻酔もしくは腰椎麻酔が必要なこと，基本的に浅後方筋コンパートメントの腓腹筋浅部のIPVにしか行えないこと，再手術や炎症などで筋膜下腔に癒着が強いと急激に難易度が上がることが挙げられる。

しかし，SEPSはほかの治療と比べれば，より逆流の上流で処理すること，内視鏡でIPVを外から直接見て血流を遮断することにより，治療の確実性は高いものと思われる。なお，SEPS特有の合併症としては，まれに足底神経障害が見られる程度で，ほとんどない。

最近JSEPSにより，1,287肢という多数での多施設合同 retrospective cohort study の統計学的分析結果が発表され，SEPSの後，VCSS（venous clinical severity score）が有意に改善すること，SEPS後平均47.7カ月のフォローアップでの潰瘍一次治癒率が96.2％であったこと，SEPS施行後の潰瘍治癒の時点から平均46.0カ月のフォローアップでの潰瘍再発率が12.0％であったこと，などが記されている[14)]。

3 エコーガイド下硬化療法

エコーガイド下硬化療法（ultrasound-guided sclerotherapy：以下，UGS）[15)]はIPVの逆流遮断の選択肢であり，外来で安価に行えること，繰り返し行えることから，特にヨーロッパを中心に好んで行われている。また，どの部位のIPVにも行える，炎症や癒着があっても穿刺さえできれば行えることが利点である。し

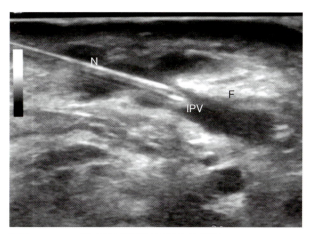

図6 エコーガイド下硬化療法時の穿刺
F：筋膜, IPV：不全穿通枝, N：23Gカテラン針

かし，治療効果や治療後の経過について検討した論文はほとんど見あたらない。

欠点としては，深部静脈血栓症や伴走動脈への注入による壊死の報告がある[16]。また，エコー下に硬化剤（特にフォームの場合）を入れた時，エコー画像が不明瞭になってしまう。複数のIPVに対しては病変部皮膚を複数回穿刺しなければならない。UGSでは3割程度に再治療が必要となり[15]，治療の必要性がより高く，流量が多くて径の太いIPVには無効なことが多い。また，前述したようにIPVの正確なエコー下での立体解剖の把握には限界があると思われ，エコー下の手技であるUGSは，SEPSに比べると手技の確実性という点では劣る。著者が行った26本のIPVに対する1％ポリドカノールを用いたフォーム硬化療法では，1回目の注入後1カ月の時点で筋膜レベルで確実に閉塞していたのは42％（11肢）のみであった。

UGSのエコー画像を示す（図6）。伏在静脈の血管内焼灼術がこれだけ広まっている現在，エコー下穿刺自体はそれほど難しいものではなく，うまく閉塞すれば患者にとっての負担が軽く済むのは確かである。今後，SEPSとの比較検討が望まれる。

4 経皮的血管内焼灼術

経皮的血管内焼灼術（percutaneous ablation of perforators：以下，PAPs）は，欧米ではIPVの逆流遮断の比較的新しい選択肢として現在注目を浴びている。しかし，わが国では保険診療とはなっておらず，金銭的に患者負担が大きくなるので，一般に行われることは今のところない。

UGSと同様に，外来で行えること，繰り返し行えること，どの部位のIPVにも行えることが最大の利点である。

III 局所的な逆流の治療

症例：67歳，女性

【経過】
・6か月前に右SSV-RFA、そのとき内側枝瘤の血栓性静脈炎で下腿下部に色素沈着が見られるも、不全穿通枝は同定されず。

・5か月前のフォローアップエコーで、色素沈着下に3.8mmの不全穿通枝(コケット)出現。

・その後、不全穿通枝は不変、色素沈着、皮膚炎も改善せず、浮腫も悪化してきたため、右PAPsを施行した。

動画3（83秒）　PAPs 施行例（症例：67歳，女性）

　熱源としてはラジオ波[17)〜19)]およびレーザー[20)21)]が用いられる。ラジオ波ではアクセスの径が太いため，現在は径の細いレーザーファイバーが好んで用いられる。

　欠点としては，PAPsの焼灼前に局所麻酔剤を注入することでエコー画像が不明瞭になってしまう点，複数のIPVに対しては病変部皮膚を複数回穿刺しなければならない点が挙げられ，高度の皮膚硬化では穿刺の難易度が高くなる。PAPsでのIPV閉塞率はこの手技に精通している施設で71%[19)]〜82%[18)]であり，やはり流量の多いIPVの閉塞は不確実になりやすいとされている。また，UGS同様にエコー下の手技であり，手技の確実性という点では劣る。著者が最近経験したレーザーファイバーを用いた24本のPAPs後1カ月の時点で，筋膜レベルにて確実に閉塞していたのは75%（18本）であった。施行時の動画を記す（動画3）。

　SEPSのように術後の皮膚潰瘍の治癒などについての検討結果を明らかにしている報告は少なく[19)]，今後の結果の公表が待たれ，SEPSとの比較検討が望まれる。

D 下腿うっ滞性皮膚病変に対する集学的治療の重要性

　下腿うっ滞性皮膚病変の治療体系の柱は，①正確な診断，②手術を含めた正しい治療，③術後の皮膚，特に皮膚潰瘍に対するケア，の3つである。特に筆頭著者を含めた血管外科医は，皮膚潰瘍に対するケアについては知識が少なく，難治例では皮膚科医や形成外科医の助言が必要となる。

　前述したごとく，下腿うっ滞性皮膚病変の患者では静脈瘤がはっきりしないこ

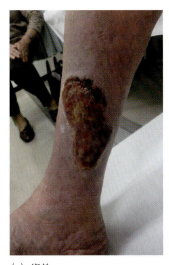
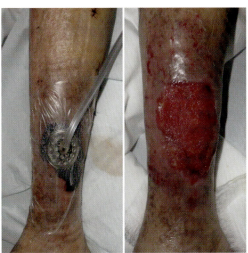
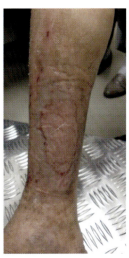

(a) 術前
10×6 cm の巨大潰瘍に対し，大伏在静脈ストリッピングと SEPS 潰瘍郭清を行った．

(b) V.A.C.® 療法
術後 1 週間で抜糸し，V.A.C.® 療法を 4 週間施行した結果，右図のように潰瘍底の状態は良好となった．

(c) 皮膚移植
V.A.C.® 療法の 2 週間後，皮膚科に紹介し，皮膚移植した．最初の手術から 6 週で潰瘍は治癒した．

図7 うっ滞性潰瘍に対する，SEPS，V.A.C.® 療法，皮膚移植の導入

とが多く，ほとんどの患者は皮膚科や形成外科を受診すると考えられる．また，このような病態は，下肢静脈瘤の手術後に起きることも少なくないが，最初に下肢静脈瘤の手術を受けた血管外科を受診することは極めてまれと思われる．このため，一般的に血管外科医はこのような病態に対する実感がなく，理解度が低い傾向がある．一方では，理解の深い皮膚科医や形成外科医もみえる[22)〜25)]。

著者が経験した中には，この領域に詳しい形成外科医の指導のもと Vacuum-assisted Closure（V.A.C.®）療法を行った症例や，皮膚科医に皮膚移植を依頼して功を奏した症例（図7）もあり，血管外科医と皮膚科医や形成外科医が協力して行う集学的治療の重要性を痛感している[26)]。

また，経験した中には，静脈圧を下げるべく，静脈に対する徹底した治療を行っても潰瘍や皮膚病変が難治な症例がある．類似疾患との鑑別診断や，静脈の治療だけでは限界がある皮膚血管の非可逆的変性が原因となる病態の理解を，皮膚科医や形成外科医の力を借りて深めていく必要を感じている．

まとめ

IPV に対する治療戦略，すなわち IPV の診断，治療の選択肢について解説し，さらにうっ滞性皮膚病変での血管外科と皮膚科・形成外科の協力の必要性について述べた．

III 局所的な逆流の治療

● 引用文献

1) 草川均, 駒田拓也, 片山芳彦ほか：当院における不全穿通枝に対する治療方針. 静脈学 25：297-305, 2014
2) 小櫃由樹生：解剖. 脈管学 49：195-200, 2009
3) Gloviczki P, Comerota AJ, Dalsing MC, et al: The care of patients with varicose veins and associated chronic venous disease: clinical practice guidelines of the Society for Vascular Surgery and the American Venous Forum. J Vasc Surg 53: 2S-48S, 2011
4) 篠崎幸司, 太田英夫, 片山智博ほか：不全穿通枝を伴う慢性静脈不全に対する治療方針；SEPS と直達切除法. 静脈学 25：306-312, 2014
5) Hauer G: Endoscopic subfascial division of the perforating veins: preliminary report. Vasa 14: 59-61, 1985
6) 草川均, 片山芳彦, 春田直樹ほか：本当に捨て去られた術式でよいのか？；内視鏡下筋膜下不全穿通枝切離術；日本での新しい方法での挑戦の現状. 脈管学 55：1-7, 2015
7) 春田直樹, 新原亮：内視鏡下筋膜下不全穿通枝切離術；EndoTIP® cannula を用いた 2 ポート式内視鏡下筋膜下不全穿通枝切離術. 静脈学 22：63-67, 2011
8) 春田直樹, 新原亮, 内田一徳ほか：静脈鬱滞性潰瘍 101 肢に対する SEPS 手術の経験；新たに SEPS 手術を導入する際のコツ. 静脈学 21：333-338, 2010
9) 菅原弘光, 市来正隆, 蔡景嚢ほか：当院における最近の下肢静脈瘤治療と成績. 静脈学 22：81-87, 2011
10) Kusagawa H, Katayama Y, Haruta N, et al: Subfascial endoscopic perforator surgery using screw-type ports is a very useful component of a comprehensive treatment program for chronic venous insufficiency. Ann Vasc Dis 5: 357-363, 2012
11) 松村博臣, 宮田圭悟：下腿皮膚病変を伴う下肢静脈瘤症例に対する two-port system SEPS（内視鏡下筋膜下不全穿通枝切離術）の術式と成績. 静脈学 23：371-374, 2012
12) 星野祐二, 伊藤啓行, 杉浦弘ほか：慢性静脈うっ滞性疾患に対する内視鏡下筋膜下穿通枝切離術. 静脈学 24：31-35, 2013
13) 田淵篤, 正木久男, 種本和雄ほか：当科の内視鏡下筋膜下不全穿通枝切離術（SEPS）の治療成績の検討. 静脈学 24：281-286, 2013
14) Kusagawa H, Haruta N, Shinhara R, et al: Japanese SEPS study group. Surgical methods and clinical results of subfascial endoscopic perforator surgery in Japan. Phlebology, 2018（in press）
15) Masuda EM, Kessier DM, Eklof B, et al: The effect of ultrasound-guided sclerotherapy of incompetent perforator veins on venous clinical severity and disability scores. J Vasc Surg 43: 551-556, 2006
16) Hafner F, Froehlich H, Gary T, et al: Intra-arterial injection, a rare but serious complication of sclerotherapy. Phlebology 28: 64-73, 2009
17) Rueda CA, Bittenbinder EN, Bush RL, et al: The management of chronic venous insufficiency with ulceration : the role of minimally invasive perforator interruption. Ann Vasc Surg 27: 89-95, 2013
18) Marsh P, Price BA, Whiteley MS, et al: One-year outcome of radiofrequency ablation of incompetent perforator veins using the radiofrequency stylet device. Phlebology 25: 79-84, 2010
19) Lawrence PF, Alktaifi A, Rigberg D, et al: Endovenous ablation of incompetent perforating veins is effective treatment for recalcitrant venous ulcers. J Vasc Surg 54: 737-742, 2011
20) Elias S, Peden E: Ultrasound guided percutaneous ablation for the treatment of perforating vein incompetence. Vascular 15: 281-289, 2007
21) Proebstle TM, Herdemann S: Early results and feasibility of incompetent perforator vein ablation by endovenous laser treatment. Dermatol Surg 33: 162-168, 2007
22) 伊藤孝明, 久木野竜一, 高原正和ほか：創傷・熱傷ガイドライン委員会報告；5 下腿潰瘍・下肢静脈瘤診療ガイドライン. 日皮会誌 121：2431-2448, 2011
23) 菰田拓之：難治性下肢静脈瘤性潰瘍に対する治療戦略. 形成外科 57：139-145, 2014
24) 菰田拓之：うっ滞性皮膚病変治療の静脈還流への影響. 静脈学 24：49-55, 2013
25) 新原寛之, 水元一生：内視鏡下筋膜下不全穿通枝切離術にて治癒した静脈うっ滞性潰瘍. 皮膚病診療 33：641-647, 2011
26) 草川均, 駒田拓也, 片山芳彦ほか：下腿静脈うっ滞性潰瘍の治療経験. 静脈学 24：261-267, 2013

IV 重症例・困難症例

- 重症例の中には，これまで挙げた一連の治療に抵抗し，うっ滞性潰瘍で患者を悩ませ続けるものが存在する。最終章では，重症例のうっ滞領域に注目した戦略的な治療について伝える。
- 下肢静脈瘤診療を続けて紹介患者が増えると，なかには変性疾患である下肢静脈瘤とは明らかに異なる経過・症状を示す患者が混じり始めるはずである。下肢静脈瘤と誤診されがちな「静脈奇形」の存在を知っておきたい。

難治性潰瘍を伴う重症例の治療戦略

静脈奇形への対応

IV 重症例・困難症例

難治性潰瘍を伴う重症例の治療戦略

菰田拓之

KEY SENTENCE
- 静脈性潰瘍の治療には全静脈還流の把握が必須である。
- 再発例では，前治療により複雑に変化した静脈還流を読み切らなければならない。
- 潰瘍の治療では，その治療により静脈還流をも改善させる，という意識をもつとよい。
- 後療法では，圧迫圧より筋ポンプ作用をいかに活用させるか，を優先すべきである。

はじめに

　静脈性潰瘍は比較的再発が多い疾患であり，われわれ形成外科医は難治となった再発例を治療する機会が多い。再発例の治療には徹底した静脈還流の改善が求められるが，そのためには皮膚軟部組織から心臓までの全静脈還流の把握が重要で，下肢表在静脈のみならず，深部静脈，穿通枝，うっ滞性皮膚病変に関する検索が必要となる。
　本稿では難治性静脈性潰瘍に対する治療法について述べる。

A 静脈性潰瘍の成因

　皮膚病変や潰瘍形成の主因は，静脈機能不全による局所性皮膚軟部組織静脈高血圧である。表在静脈逆流や不全穿通枝，深部静脈血栓後遺症などのさまざまな深部静脈への還流不全により，二次的に表在静脈系の内圧が亢進し皮膚軟部組織静脈高血圧となる。静脈高血圧により皮膚毛細血管やリンパ管が拡張し，これら脈管にタンパク漏出やフィブリン沈着および線維化が起こる。その結果，毛細血管からの酸素や栄養の拡散が障害され，組織虚血や皮膚全層の慢性炎症が持続し，発赤，色素沈着，lipodermatosclerosisなどのうっ滞性皮膚病変が生じて掻痒感

や圧痛などを呈する。そしてこれら皮膚病変に掻破や外傷が加わることで潰瘍が生じる[1]。

B 静脈性潰瘍に対する治療と再発

　静脈性潰瘍治療は表在静脈系の内圧亢進をいかに抑えるかというコンセプトのもとに行われている。逆流のある表在静脈へのストリッピング術，高位結紮療法，硬化療法，血管内レーザー治療（endoveneous laser ablation：以下，EVLA）などで徹底的な表在静脈処理を行い，逆流や停滞をなくす。その結果，皮膚軟部組織高静脈圧が改善し正常な創傷治癒機転が働く土台が作成され，保存的治療でも肉芽形成と上皮化が起こる。また，弾性着衣を併用して深部静脈の還流不全を改善・維持することが重要である。
　American Venous Forum（以下，AVF）の静脈性潰瘍治療ガイドラインでも，表在静脈処理と圧迫療法下での局所治療はGrade of recommendationでrecommendに，Grade of evidenceでhigh qualityとなっている[2]。しかし，この治療法はわれわれ形成外科医のみならず血管外科医など他科でも通常行われており，その治療後に潰瘍が再発し難治性の場合に当科に紹介されることが多い。静脈性潰瘍の長期成績は約25〜50％に再発を認めたとの報告もあり[3)〜5)]，決して良好とはいえない。著者は再発の理由を，深部静脈還流不全のコントロールが難しいことと，不可逆的皮膚病変による局所静脈還流障害の残存と考えている。

C 再発例に対する術前アプローチ

　表在静脈処理後の圧迫療法が再発予防に重要であることは周知であるが，着脱の煩雑さなどの理由により圧迫着衣を正しく使用できていないことや，装着率が高くないなどの問題点がある[6)7)]。圧迫療法が不十分となり深部静脈還流不全が遷延すると再発を来たしやすい。また，その過程で深部静脈から表在静脈への還流経路が先行する表在静脈処理の影響も加わり，非解剖学的に変化し，より複雑な静脈還流動態が形成される。通常，内果部潰瘍は大伏在静脈が，外果部潰瘍は小伏在静脈が原因静脈であるが，再発例はこれにあてはまらない例も多い（図1）。内外果部の病変は圧迫着衣の着脱によりびらんが生じやすく，潰瘍再発の原因となること，また後述する足関節可動域制限による筋ポンプ機能低下の観点からも積極的に摘出して再建すべきと考えている[8)]。
　再発例では初回手術例と比較し，より詳細な静脈還流の把握が必要であり，術前に心臓，肺から足までの静脈還流動態の確認を行う。具体的には，①心エコーによる心不全，三尖弁閉鎖不全の確認，②呼吸機能障害の確認，③CTによる

iliac vein compression syndromeなどの腹部骨盤臓器や高度肥満による静脈還流障害の確認，④MR venography，⑤下腹部〜足部までの静脈エコーによる深部静脈血栓症，血栓後遺症，逆流，停滞，不全穿通枝の確認，⑥空気容積脈波法による下肢筋ポンプ機能の評価を行う（図2）。呼吸運動で繰り返し生ずる胸腔の陰圧変化は大静脈における膨張と圧迫を引き起こし，静脈還流の基本動力となる。呼吸機能障害や，腹部骨盤臓器および肥満による大静脈への圧迫は静脈還流低下の原因となるため，その把握は重要である。

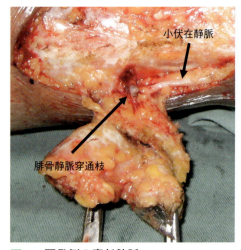

図1　再発例の責任静脈
外果部潰瘍だが，責任静脈は腓腹静脈からの不全穿通枝であった。穿通枝は小伏在静脈との連続性がなかった。

　また，下肢筋ポンプ機能の目安として前脛骨筋や腓腹筋，ヒラメ筋の筋力の程度と足関節底背屈角度の確認を行っている。さらに足変形と歩き方のチェックも行い，必要な例では歩行指導やネガティブロッカーソールの処方により筋ポンプ作用の効率化を図ってから局所治療を行っている。下肢静脈還流に筋ポンプ作用が重要なのは周知であるが，このポンプ機能は足関節背屈時に静脈洞に血液が流入し，底屈時に静脈洞から駆出するメカニズムで行われている。趾変形や肥厚爪などの前足部病変や靴のミスマッチは足関節機能低下の原因となる。この機能低下や廃用などで前脛骨筋の筋力が低下すると，このポンプ機能は低下し，静脈うっ滞を来たしやすくなる。

　MR venographyなどの画像診断は静脈還流を形態的にイメージしやすく，患者への圧迫療法や肥満解消の重要性を指導するのに有効である。やはり術後の管理なくしては再発ありきの疾患であることを考慮し，圧迫療法への理解促進や肥満の解消などを行い保存的治療で改善傾向を認め，患者が自己管理を継続できる土台を形成してから手術を行う。

D　手術

　著者は，再発例に対する手術は，うっ滞の原因となっている残存表在静脈と不全穿通枝の徹底した処理と，潰瘍を含めたうっ滞性皮膚病変の切除・再建を行っ

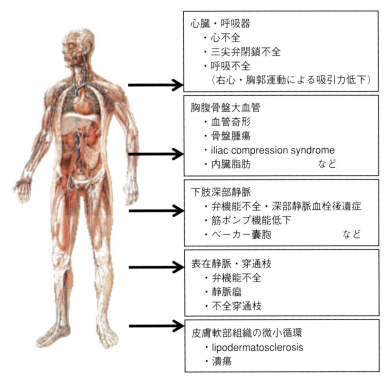

図2　静脈還流阻害因子

ている。

1 静脈処理

　術前検査にて深部静脈に病変があり還流障害の大きな要因となっている症例では，血管外科医や放射線科医とカンファレンスを行い，必要症例では静脈弁形成術や静脈ステント術を当科での治療前に施行している。

　表在静脈処理は前述した方法でよいが，その術式は病変摘出後の皮膚軟部組織欠損の位置・大きさにより選択する。皮膚病変の切除と同時再建を行うことで積極的に潰瘍近傍のストリッピング術を行っても，膝下ストリッピング術などに起こりやすい皮膚合併症は回避可能である。潰瘍例の静脈処理にEVLAを行う報告が散見されるようになったが，著者はうっ滞性皮膚病変下の静脈へのEVLAは，軟部組織への熱傷による潰瘍出現のリスクを考慮し現時点では施行しておらず[9]，フォーム硬化療法で対応している。

　不全穿通枝処理には内視鏡的筋膜下穿通枝切断術（subfascial endoscopic perforator surgery：以下，SEPS），または摘出後欠損を利用し直視下に筋膜下で不全穿通枝を切断するLinton手術およびその併用を行う。過去のLinton手術では皮膚切開による皮膚壊死の報告があるが，病変の摘出と同時再建を行うことで回避できる[10)～12)]。1987年にHauer[13]によって報告されたSEPSは鏡視下操作の

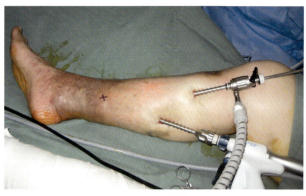
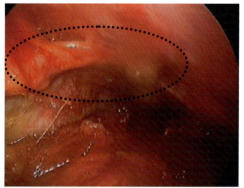

図3　内視鏡的筋膜下穿通枝切断術
EndoTIP® (Karl Storz 社，ドイツ) の使用により SEPS は簡便な手技となった。

図4　鏡視下所見
鏡視下に不全穿通枝が確認される。

ため皮膚合併症は少なく，Linton 手術と比較して潰瘍治癒率・再発率に差を認めず，感染のリスクも少ないとの報告もあり穿通枝処理としては主流となった[14]（図3, 4）。

　潰瘍例に対する不全穿通枝処理の有効性については現時点では一致した見解はなく，AVF のガイドラインでも表在静脈処理と SEPS の併用は Grade of recommendation で suggest に，Grade of evidence で low quality に留まっている[2]。しかし，Hanrahan ら[15]は潰瘍例の 63％ に不全交通枝を認めたと報告し，またストリッピング術後の不全穿通枝残存が下肢静脈機能検査である空気容積脈波における静脈逆流量（venous filling index）を有意に高値にさせるという報告もあり，再発例ではその存在は無視できない[16]。また，SEPS は 2009 年よりわが国で先進医療に認定され，2014 年に保険収載された。その有効性が再認識されつつある[17)〜19]。

2　皮膚病変の治療

　潰瘍・皮膚病変の再建は，血流障害を危惧し，下腿周径 1/2 を最大径として筋膜上でできるだけ広く切除した後に basic fibroblast growth factor（bFGF）散布人工真皮貼付術を施行し，良好な肉芽形成後に分層植皮術を行う。人工真皮の使用は，瘢痕組織を肉芽組織に置換することで再建部位の微小循環を再建することを目的としている。皮膚病変が広範囲に及ぶ症例では皮膚病変の硬さゆえに軽度のコンパートメント症候群になっているという報告もあり，皮膚病変摘出時は筋膜に減張切開を行っている[20]。創傷治癒促進と余剰浸出液の吸引および下肢圧迫を目的として下腿全周に 50 mmHg での陰圧閉鎖療法と，下肢深部静脈血栓の予防に 10,000 単位/日のヘパリン化を離床の程度に応じて施行する。陰圧閉鎖療法を併用することで，下肢に人工真皮を使用しても早期離床は可能となった。

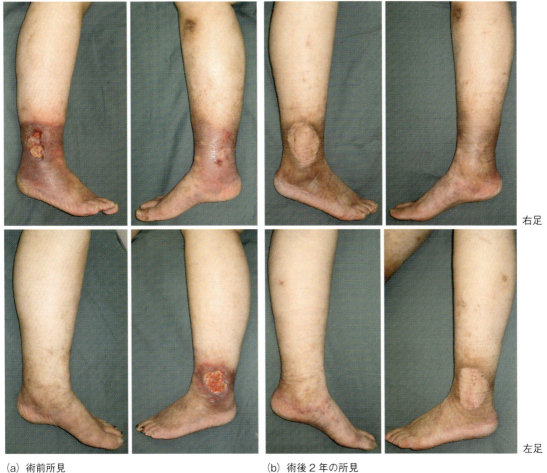

(a) 術前所見　　　　　　　　　　　　　　(b) 術後2年の所見

右足

左足

図5　患者：61歳，女性，自験例

　潰瘍自体への治療は外用薬や創傷被覆材などによる保存的治療が主流だが，治療期間短縮を目的として植皮術も検討される。AVFの局所治療ガイドラインでは，植皮術はGrade of recommendationでsuggestに，Grade of evidenceでmoderate qualityに留まっている[2]。

　そして潰瘍および皮膚病変の摘出範囲に関しても現行標準とされるものはない。しかし過去の報告を検索すると，潰瘍のみならず潰瘍周辺のうっ滞性皮膚病変，その中でもlipodermatosclerosisへの治療が有効というものは散見される。特にAhnlideら[21,22]の報告では，lipodermatosclerosisへの治療によりうっ滞の改善がレーザードップラーで確認されており，皮膚軟部組織高静脈圧症の改善につながることが示唆される。

　また，著者の病理組織学的検討でも皮膚病変内の細静脈での血栓形成や血栓後症候群は，静脈処理後も皮膚軟部組織レベルの静脈還流障害を残存させるだけで

IV 重症例・困難症例

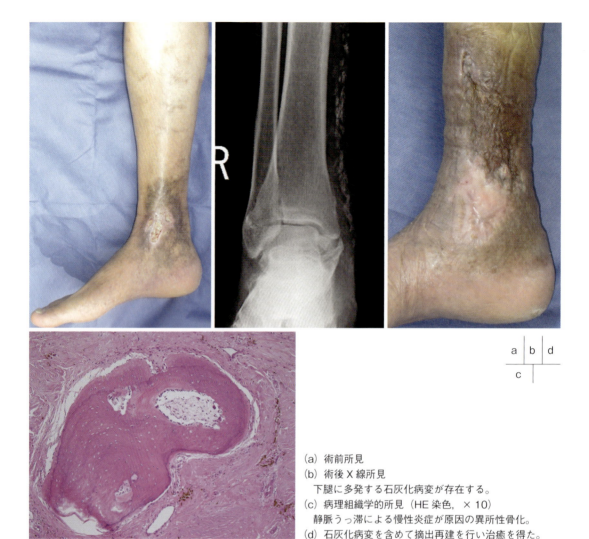

(a) 術前所見
(b) 術後X線所見
    下腿に多発する石灰化病変が存在する。
(c) 病理組織学的所見（HE染色，×10）
    静脈うっ滞による慢性炎症が原因の異所性骨化。
(d) 石灰化病変を含めて摘出再建を行い治癒を得た。

図6　患者：68歳，男性（右内果部潰瘍，再々々発例）

なく，皮膚病変そのものが新たな病変拡大の一因となると思われた[6]。著者は植皮術が有効なのではなく，うっ滞により変性した軟部組織を再建することが局所静脈還流再建につながり長期成績に貢献すると考えている（図5）。

著者はやはり再発ありきの疾患であることを考慮し，再建材料は肉芽形成＋植皮術を第一選択としているが，皮弁術も，特に遊離皮弁術は深部静脈還流に影響を与えないように留意すれば非常に有効であるとの報告もある[23)〜25)]。

現在著者の皮膚病変への治療適応としては，①再発を繰り返す比較的広範囲な潰瘍例，②足関節機能可動域制限を来たす可能性がある内外果例，③潰瘍底に異所性石灰化や骨化を伴う例[26)]，としている（図6）。

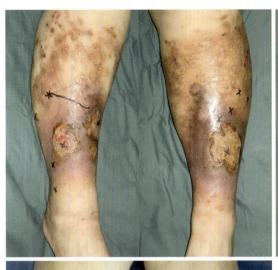
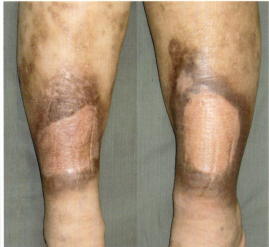
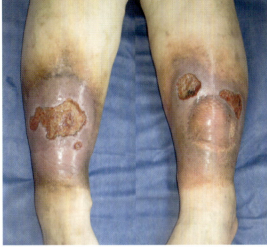

a	b
c	

(a) 術前所見
　減量と圧迫療法にて創傷の改善を認めた後に治療を行った。
(b) 術後8カ月の所見
(c) 術後4年の所見
　再診を自己中断し，3年後に体重を手術後より40 kg増加させて来院した。潰瘍の再発とうっ滞性皮膚病変の拡大を認める。術後のうっ滞コントロールが再発予防に重要となる。

図7　患者：46歳，男性，高度肥満例

E　後療法

　術後の再発予防には後療法が重要である。自験例でも，体重減量後に手術を行い通院している間は経過良好であったが，その後体重増加とともに潰瘍が再発した症例がある（図7）。たとえ難治性となった再発例でもその場の治癒は十分可能だが，やはり長期成績には患者の自己管理が求められる。潰瘍の再発が軽微な外傷を機転としていることが多いため，スキンケアの指導は必須である。静脈うっ滞は皮膚炎の原因となるため，保湿と炎症改善を目的に術後6カ月は弱いクラスのステロイド軟膏（エキザルベ軟膏®：マルホ社，日本）を塗布させている。

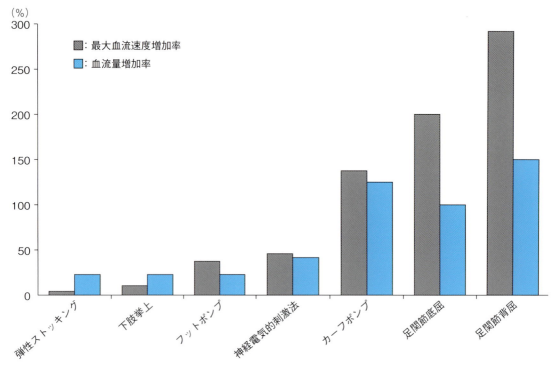

図8 総大腿静脈の血流増加率（％）
圧迫だけではそれほど下肢静脈還流に貢献しない。
（中村真潮：下肢静脈疾患をめぐる予防・診療ガイドラインのポイント．下肢静脈疾患と超音波検査の進め方，佐藤洋ほか編，p34，医歯薬出版，東京，2007 より引用）

圧迫療法

　圧迫療法は再建した部位が安定するまでは弾性包帯とし，3〜6 カ月後には弾性ストッキング装着に変更する。弾性包帯は適切な着圧にしやすいインジケーター付きを好んで使用している。包帯のずれやよれの予防に，弾性包帯の上から筒状包帯（チュービコット®：アルケア社，日本）を重ねる重層法での圧迫を標準としている。筒状包帯はそれ自体でも軽度の圧迫効果をもち合わせるため，サイズを選択し重層法を行うことで圧迫効果増強も可能となる。

　弾性ストッキングは再建部位や患者の状況に応じて使い分けを行う。下肢静脈還流機能の観点では，ストッキングによる圧迫より，足関節の底背屈による筋ポンプ作用の方が効果的なことは周知である[27)〜28)]（図8）。ポンプ作用は足関節可動域が良好であればあるほど効果的と考えられる。しかし，ストッキングはその締め付けゆえに足関節の底背屈制限を来たす場合もあり，結果的に筋ポンプ作用を制限する可能性がある。そのため，瘢痕や皮膚病変が不安定な状況では皮膚軟部組織静脈高血圧の改善を優先して着圧強めを選択しているが，病変が安定したら着圧はあえて弱めとし，それに並行して足部に対する理学療法を行い，筋ポン

プ作用の向上と下肢静脈還流機能の改善を図っている。

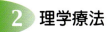 理学療法

理学療法では，趾変形や肥厚爪への治療や前足部と足関節のストレッチ，さらに正常歩行の指導を行い，良好な足関節可動域の再建と筋ポンプ作用の向上を図る。また必要に応じて，インソールやネガティブロッカーソール靴などの作成も行っている。高齢者ではその場の着圧より長期装着を優先して，筒状包帯だけを昼夜にわたり装着させている。

これらの指導は，医師のみならず看護師や義肢装具士などコメディカルの協力を得て行っている。2002年より弾性ストッキングコンダクター養成制度が開始されたことを受け，コメディカルのこの領域への関心は増加している[28)29)]。

いまだ限界がある難治性静脈性潰瘍治療であるが，われわれ形成外科医も比較的軽症の段階から積極的に介入することも必要と思われた。

まとめ

静脈性潰瘍は比較的再発が多い疾患である。再発例の治療には皮膚軟部組織から心臓までの全静脈還流の把握が重要であり，下肢表在静脈のみならず，深部静脈，穿通枝，うっ滞性皮膚病変に関する理解が求められる。われわれ形成外科医がもつ微小循環の知識と脈管学の知識を組み合わせることで，さらなる成績改善は期待できると考える。

●引用文献

1) Elder DM, Greer KE: Venous disease: how to heal and prevent chronic leg ulcers. Geriatrics 50: 30-36, 1995
2) O'Donnell TF Jr: Local treatment of venous ulcer. Handbook of Venous Disorder (3rd ed), edited by Gloviczki P, p469, Hodder Education, London, 2009
3) Hyde HG, Litton TC, Hull DA: Long term results of subfascial vein ligation for venous stasis disease. Surg Gynecol Obstet 153: 683-686, 1981
4) Burnand KG, O'Donnell TF, Browse NL, et al: The relative incompetent communicating veins in the production of varicose veins and venous ulcers. Surgery 82: 9-14, 1977
5) Corrigan TP, Kakkar VV: Early changes in the postphlebitic limb: their clinical significance. Br Jr Surg 60: 808-813, 1973
6) 平井正文, 岩田博英, 宮崎慶子ほか：圧迫療法の正しい応用, 継続使用への戦略. 静脈学 23：389-395, 2012
7) 孟真：弾性ストッキングの現状とエビデンス；深部静脈血栓症・血栓症後遺症・静脈性潰瘍. 静脈学 23：227-231, 2012
8) 菰田拓之：うっ滞性皮膚病変治療の静脈還流への影響. 静脈学 24：49-55, 2013
9) 加賀谷正：下肢静脈うっ滞性潰瘍に対する EVLA の経験. 脈管学 52：203-206, 2012
10) 菰田拓之：うっ滞性潰瘍治療における不全交通枝処理の意義. 日形会誌 30：661-669, 2010
11) Bertelsen A, Gammelgaard A: Surgical treatment of post-thrombotic leg ulcer. J Cardiovasc Surg 6: 452-455, 1965
12) Hallen LG: Subfascial extirpation of communicating veins. Acta Chir Scand 125: 426, 1963
13) Hauer G: Operatiostechnik der endoskopischen subfascialen Discion der Perforansvenen. Chirurg 58: 172-

175, 1987
14) 八杉巧，山下広高，福原稔之ほか：内視鏡下静脈手術で用いるサージカルデバイスの適切な使用法．日鏡外会誌 11：237-242, 2006
15) Hanrahan LM, Araki CT, Rodriguez AA, et al: Distribution of vascular imcompetence in patients with venous stasis ulceration. J Vasc Surg 28: 805-812, 1991
16) 杉山悟，内田發三，宮出喜三ほか：ストリッピング術後に残存する下腿部伏在静脈の逆流と不全穿通枝が下肢静脈機能に及ぼす影響．静脈学 22：239-244, 2011
17) 新原寛之，水本一生：内視鏡下筋膜下不全穿通枝切離術にて治癒した静脈うっ滞性潰瘍．皮膚科診療 33：641-647, 2011
18) 星野祐二，伊東啓行，松浦弘ほか：慢性静脈うっ滞性疾患に対する内視鏡下筋膜下穿通枝切離術．静脈学 24：31-35, 2013
19) Kusawaka H, Shomura S, Komada T, et al: Subfascial endoscopic perforator surgery using screw-type ports is a very useful component of a comprehensive treatment program for chronic venous insufficiency. Ann Vasc Dis 5: 357-363, 2012
20) Hach W, Prave F, Sterk J, et al: The chronic venous compartment syndrome. VASA 29: 127-132, 2000
21) Ahnlide I, Bjellerup M, Akesson H: Excision of lipodermatosclerotic tissue: an effective treatment for non-healing venous ulcers. Acta Derm Venereol 80: 28-30, 2000
22) Schmeller W, Gaber Y, Gehl HB: Shave therapy is a simple effective treatment of persistent venous leg ulcers. J Am Acad Dermatol 39: 232-238, 1998
23) Top H, Benlier E, Ayqit AC, et al: Distally based sural flap in treatment of chronic venous ulcers. Ann Plast Surg 55: 166-168, 2005
24) Weinzweig N, Schuler J: Free tissue transfer in treatment of recalcitrant chronic venous ulcer. Ann Plast Surg 38: 611-619, 1997
25) Steffe T, Caffee HH: Long-term results following free tissue transfer for venous stasis ulcers. Ann Plast Surg 41: 138-139, 1997
26) 菰田拓之：軟部組織内に多発異所性骨化を伴った静脈性潰瘍の1例．静脈学 26：244-250, 2015
27) 太田覚史，山田光一，中村真潮ほか：静脈血栓塞栓症に対する各種理学的予防法の静脈血流増加効果についての検討．静脈学 15：89, 2004
28) 孟真：弾性ストッキングと弾性ストッキングコンダクターの今日まで．静脈学 23：215-220, 2012
29) 菰田拓之：事例から学ぶ足病変のケア；静脈疾患への形成外科的アプローチとその実際．臨床看護 37：1326-1329, 2011

IV 重症例・困難症例

静脈奇形への対応

波多祐紀

KEY SENTENCE
- 下肢静脈瘤の非典型例にはしばしば下肢の先天的な静脈奇形が紛れ込んでいる。
- 下肢の静脈器奇形の病態と治療方針を左右するのは、病変血管の形状である。
- 管腔型の病変は逆流によるうっ血が問題なので、その経路の遮断を要する。
- 非管腔型（海綿状・嚢胞状）の病変は増大が問題なので、圧縮または切除を要する。また、巨大な病変で線溶・凝固のバランス異常を来たすと致命的である。

はじめに

　下肢静脈瘤の典型例では、高齢者の大伏在静脈・小伏在静脈、それらの分枝に怒張と逆流を認める。しかし、下肢静脈瘤外来に紹介される患者の中にはそのような典型的な下肢静脈瘤ではない皮静脈怒張の症例も含まれる。逆に、いわゆる血管腫などとして紹介される患者の中にも、一度は他施設で下肢静脈瘤として治療を受けた経緯をもつものも少なくない。

　本稿では、非典型的な下肢静脈性病変に対する不適切な診断・治療の機会を減らすために、下肢静脈瘤との混同が多い血管奇形についてその診断と治療をまとめた。

A 検査

　画像診断のほとんどの部分は外来診察医自身による超音波断層検査で済ませることができるが、病変が筋肉内などの深部に続く場合や広範囲の場合は、病変の全体像を把握するために MRI も施行しておくことが望ましい。血管奇形は低流速の血液貯留性病変であるため、T2 強調脂肪抑制像が有用である（図1）。なお、

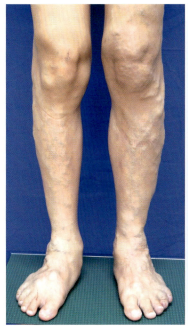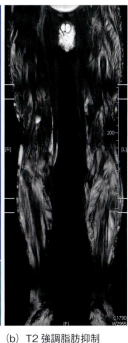

(a) 初診時所見
　一見すると両側下肢静脈瘤に似る。エコー所見でも表在皮静脈の怒張と逆流を伴う。

(b) T2強調脂肪抑制MRI所見
　下肢全体の筋内に微細な低流速病変をもつ。両側のクリッペルトレノーニー症候群と診断した。

図1　患者：16歳，男性

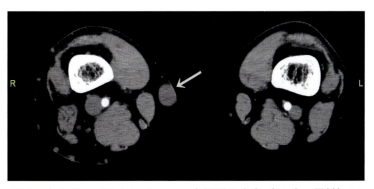

図2　右クリッペルトレノーニー症候群の患者（31歳，男性）に対して行われた血管造影CT
　右大腿内側に太い奇形静脈（矢印）を有するが，筋体と同様に表現されるため把握しづらい。

　超音波カラードップラー画像で動脈の関与が否定できていれば，造影は必須ではない。
　CTはMRIほど明瞭なコントラストで病変を描出しないうえに，広範囲の検査では被曝のデメリットも無視できないため有用性はさほど高くない（図2）。

IV 重症例・困難症例

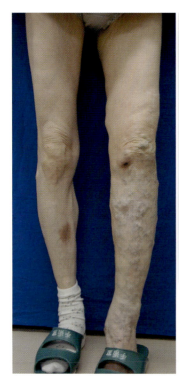
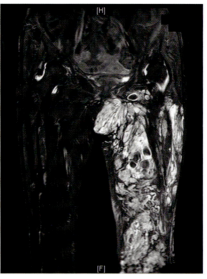

(a) 初診時所見
　表在病変だけでなく，むしろ本体は深部の巨大静脈奇形である。

(b) T2強調脂肪抑制MRI所見
　海綿様の静脈奇形が筋体の半分以上を占める。

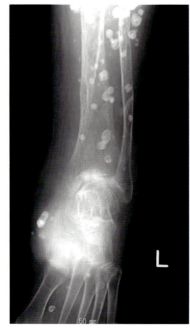
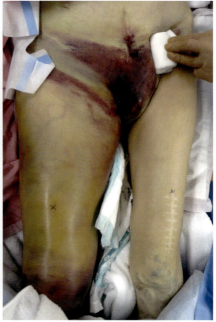

(c) 足関節周囲の単純X線所見
　多量の静脈石を認める。

(d) 線溶亢進型DICに発展した状態
　健常部位である右大腿筋内と外陰部に多量の血腫を有する。輸血反復中も血中ヘモグロビン値は5.1 g/dLまで低下した。

図3 患者：72歳，女性，左下肢びまん性静脈奇形（非管腔型）

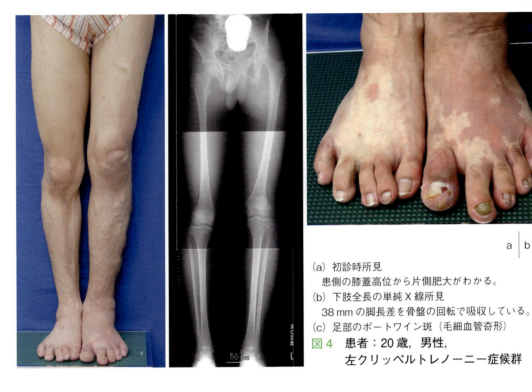

(a) 初診時所見
　患側の膝蓋高位から片側肥大がわかる。
(b) 下肢全長の単純X線所見
　38 mmの脚長差を骨盤の回転で吸収している。
(c) 足部のポートワイン斑（毛細血管奇形）

図4　患者：20歳，男性，
　　　左クリッペルトレノーニー症候群

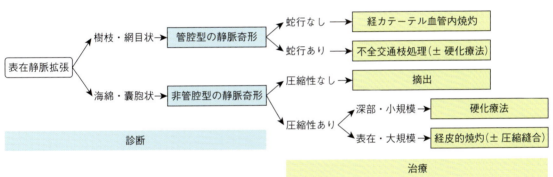

図5　奇形血管の形態に基づいた診断と治療方針
　管腔型は逆流の遮断が，非管腔型は体積の減少が治療の目的となる。

　むしろ単純X線撮影の方が，静脈石の検出（図3-a〜c）や片側肥大例の下肢長差確認（図4-a・b）など特定の目的で有用である。

　血液検査は，普段の凝固・線溶の亢進度を把握するために無症状時（できれば寒冷な時期と温暖な時期の両方）のデータを保存しておくことが望ましい。項目としては，各施設の凝固関連項目セット〔血小板数（PLT），プロトロンビン時間（PT），活性化部分トロンボプラスチン時間（APTT），フィブリノゲン（Fib），フィブリン，フィブリノゲン分解産物（FDP）など〕でよい。有症状時には播種性血管内凝固症候群（disseminated intravascular coagulation：DIC）疑いに

IV 重症例・困難症例

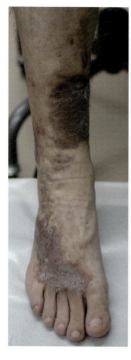
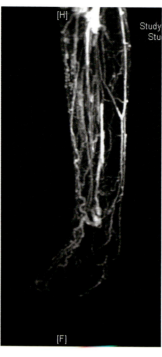

(a) 初診時所見
　うっ滞性皮膚炎により皮膚の色素沈着が生じている。
(b) T2 強調 MRI 画像の 3D 再構成像
　構造の網目は粗であるが，典型的な伏在型下肢静脈瘤に比べると連結が多く複雑である。

図 6　患者：25 歳，男性，管腔型静脈奇形

準じた内容としてトロンボテスト（TBT），ヘパプラスチンテスト（HPT），アンチトロンビン 3（AT-3）活性などの特殊項目を追加してもよいが，最も鋭敏に静脈奇形の凝固線溶異常を表現するのは，むしろ普及度の高い FDP および D ダイマーである。プラスミン－$α_2$PI 複合体（PIC）は線溶系の異常亢進を示す良い値であるが，普及度が低いことが問題である。

B 診　断

　診断上，最初に問題になるのは病変が管腔構造をもつか否かである（図 5 左）。この形態上の区別は，後述する治療方針の決定においても重要となる。

管腔型

　病変血管がある程度秩序だった樹枝状あるいは疎な網目状の管腔構造からなる場合は，胎生期の脈管成熟が比較的晩期に停止した結果の病変と考えられる。「先天性静脈瘤」と呼ばれることもあるこの病変は，拡張していながらも血管壁は通常の静脈瘤と同様の厚みをもつ場合が多く，病態の本質はこの逆流経路による低位の軟部組織のうっ血となる（図 6）。

144

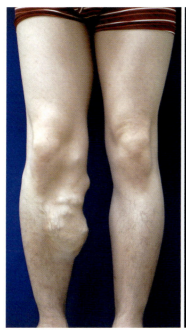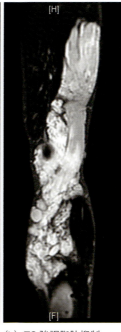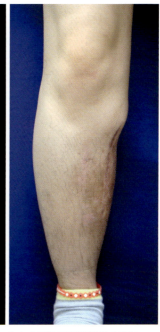

(a) 初診時所見
　下腿内側の膨隆は起立により強く緊満する。

(b) T2強調脂肪抑制MRI所見
　下腿のみならず大腿も巨大な多房性の病変で占められている。

(c) 下腿病変の摘出後1カ年の所見
　緊満による疼痛は消失しているが，術直後は出血の管理が困難なため1カ月以上皮下血腫に悩まされた。

図7　患者：39歳，男性，右下肢静脈奇形

2 非管腔型

　病変血管が無秩序な囊胞性・多房性あるいは海綿様の構造をもつ場合は，脈管の成熟が比較的早期に停止したものと考えられる。未熟な血管壁は菲薄で，持続的な静水圧により容易に伸展を続ける（図7-a・b，8-a・b）。この場合，病態の本質は病変血管の存在そのもの，つまり拡張による周囲組織の圧迫や皮膚の菲薄化，および血管内腔における凝固線溶異常である。

　また，特に静脈奇形に体表のポートワイン斑（毛細血管奇形：図4-c）や下肢片側肥大が加わり三徴候を満たすと，クリッペルトレノーニー症候群（Klippel-Trenaunay syndrome：以下，KTS）と診断できる。この場合は，大腿外側にmarginal mega veinと呼ばれる典型的な太い奇形静脈が遺残している場合が多いため，重要な逆流経路として存在の有無を確認しておく必要がある（図9）。

IV 重症例・困難症例

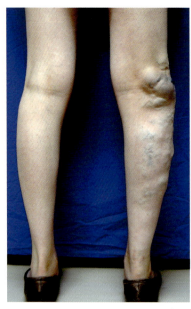
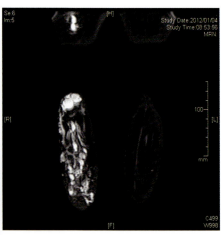

(a) 初診時所見
　膝窩部の鈍痛と腓腹部のだるさを主訴とする。膝窩部は大型で皮膚の菲薄化が著しく、切除・硬化療法は見送られた。

(b) T2強調脂肪抑制MRI所見
　膝窩部は非管腔型、腓腹部は管腔型である。

a | b

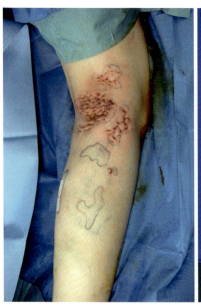
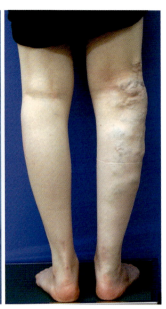

(c) 術中所見
　膝窩部は電気メス・注射針によるラジオ波焼灼および吸収糸による圧縮縫合を、腓腹部はポリドカノールフォームによる硬化療法を行った。

(d) 術後8カ月の所見
　膝窩部の嚢胞状病変は虚脱を維持している。

図8　患者：31歳、女性、下腿静脈奇形

静脈奇形への対応

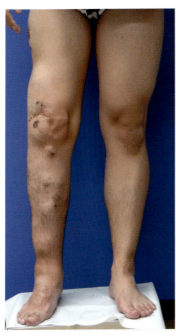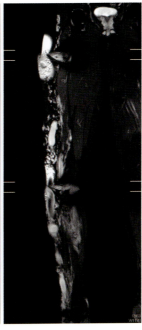

a | b

(a) 初診時所見
　三徴候の1つであるポートワイン斑(毛細血管奇形)は大腿外側に存在する。
(b) T2強調脂肪抑制MRI所見
　下肢外側全長にわたって太い奇形静脈が遺残する。血管内レーザー焼灼術 (980 nm, 先端照射型ファイバー, 105 J/cm) を行ったが, 十分な閉塞を得たのは血管径10 mm前後となる下腿下半と足部のみであった。

図9　患者：26歳，男性，右クリッペルトレノーニー症候群

C 治療

診断に続いて治療の手法も奇形静脈の形態に従って決定されていく（図5右）。

1 管腔型の場合

奇形静脈が管腔構造を得ている場合，下肢静脈瘤と同様に治療の目的は下方に向かう逆流経路の遮断となる。

脈管に蛇行がないのであれば，伏在型下肢静脈瘤と同様にカテーテル類の進入が可能なため，ラジオ波やレーザー光による血管内焼灼術を用いて線状に逆流経路を消滅させることができる。たとえ分岐や合流が存在しても，区画ごとに分割すれば原理的にはどのような複雑な経路でも焼灼が可能である（図10）。ただ，対象となる血管が太くなるほど血管内皮の面積が広くなるため，引っ掻くような線状の焼灼しか行えない980 nm波長先端照射型レーザーファイバーでは有効性が期待できない[1]。

自験例では，KTSのmarginal mega veinに対して通常の下肢静脈瘤の1.5倍に当たる焼灼エネルギー（105J/cm）で血管内レーザー焼灼術を行ったが，直径10 mm前後の下腿遠位の血管ではほぼ完全な閉塞が得られたものの，直径20 mm前後の下腿近位では5～6割の部位で，直径30 mm前後の大腿部では全長の2～3割程度の部位で飛び石状の不完全な閉塞が得られたのみであった。より少ないエネルギーで完全閉塞を得たという報告もあるが，やはり小児例の直径

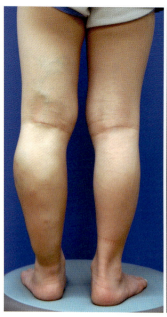 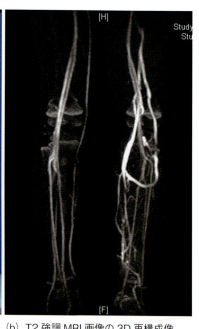 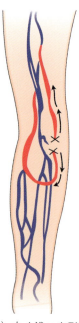

(a) 初診時所見
うっ血による下腿の鈍痛を主訴とする。

(b) T2強調MRI画像の3D再構成像
ループ状の太い奇形静脈が逆流皮静脈の起始となっている。

(c) 太く浅い奇形静脈（赤線部分）に対して，セグメントに分けて血管内レーザー焼灼術（980 nm，先端照射型ファイバー，70 J/cm）を行った。

図10　患者：6歳，男児，管腔型静脈奇形

10 mm 前後の marginal mega vein が対象となっている[2]。

　奇形静脈の走行は菲薄化した皮膚の直下である場合もあり，熱傷のリスクを避けつつこれ以上の効果を得るには全周照射型のファイバーを用いるなどの工夫が必要と思われる。蛇行が強い場合はカテーテル類の進入が困難なため，皮静脈の合流・分岐点や表層方向への逆流を示す不全交通枝などで結紮切離を行い，少ない皮切でできるだけ効果的に逆流を軽減せねばならないのは下肢静脈瘤と同様である。しかし奇形血管の接続関係は，整理された樹枝状というよりは未熟な網目状の傾向が強いため，容易に迂回経路が形成され遮断の達成は容易ではない。切離断端からポリドカノールフォームを注入すれば硬化療法を追加できるが，極量の問題からその効果範囲には限界がある。

2　非管腔型の場合

　病変が脈管構造をもたない囊胞・海綿状の場合は，病変に圧縮性があるか否かが治療方針の手がかりとなる。
　病変が用手的に圧縮可能であれば，その圧縮状態を保つことが治療の目的とな

る。かつては囊胞状病変を永続的に虚脱させる手法は硬化療法のみであったが，炎症による菲薄化皮膚の破綻が懸念される表在病変や，治療の回数が膨大になる大型病変では硬化療法を行いにくい。そのような状況に対して，われわれは経皮的に病変血管をラジオ波焼灼し，さらに吸収糸で圧縮縫合を加えることで虚脱させたまま瘢痕化を得る治療法を試している（図8-c・d）。この方法は，物理エネルギーで血管内皮を障害するため投与極量という薬理学的な制限がなく，いわば「外科的な硬化療法」として注目している[3〜6]。

病変の実質成分が多いために圧縮性がない場合，病変の体積を減らす方法は外科手術による摘出しかない（図7-c）。術中の近位駆血は切除を容易にするが，病変内での部分切除の場合は，駆血を解除した途端に起こる出血が制御不可能なほど著しいことがある。このため，駆血中の切除は，駆血解除後の出血を想定した慎重な止血操作の繰り返しを伴うものでなくてはならない。

D 随伴症状（凝固線溶異常）

「広範囲の静脈奇形は凝固因子の消費により血液凝固異常（localized intravascular coagulopathy：LIC）を起こす」という記載は過去の報告に多く見られる[7]。しかし，より詳しくいうならば，静脈奇形による凝固異常の寛解とは「血管内腔で凝固・線溶双方の亢進を拮抗させながらも全身的にはかろうじて凝固因子量を正常あるいは軽度低下に留めている状態」であり，増悪した場合の症状は凝固・線溶の拮抗の崩れ方により大いに異なる。

1 血栓性静脈炎

起床時や寒冷期に奇形静脈内でいったん凝血が生じると，元より血流が停滞しがちであることが災いして線溶が追いつかず，血栓性静脈炎を生じやすい。抗凝固療法を要することもあるが，症状の季節的な変動のたびに頻繁に通院し，止血能のモニタリングを行いつつ投薬量を調整するのはかなり煩雑である。血栓性静脈炎は，KTSのmarginal mega veinなど管腔状で分岐や合流の少ない一本道状の病変で特に起こりやすいが，この程度の規模であればほとんどの場合は保温と弱めのマッサージで自然に軽快する（図11）。しかし，下肢全体など大規模な範囲で炎症が生じた場合は重篤である。その場合は入院のうえ，強力な抗凝固療法と抗生剤投与を行う。

2 線溶亢進型DIC

大規模病変では血栓性静脈炎とは別の方向に病態が進行することがある。蜂巣状あるいは網目状病変の広大な面積の血管壁においてひとたび凝固が亢進する

IV 重症例・困難症例

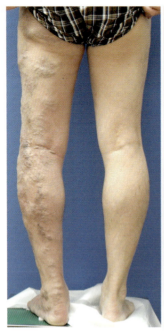 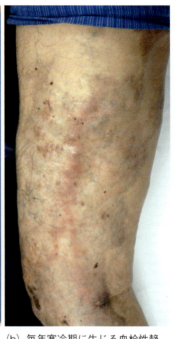

(a) 初診時所見
　エコー上も大腿外側にmarginal mega vein を認めた。

(b) 毎年寒冷期に生じる血栓性静脈炎による皮膚の発赤
　marginal mega vein の走行と一致している。

図11　患者：53歳，男性，左クリッペルトレノーニー症候群

と，これに接する血液内の線溶もこれに呼応して亢進する。出入り口の多い構造から容易に流出入する血液の線溶亢進状態は健常部位の止血血栓をも防ぎ，全身的な易出血性を来たし，しばしば致命的となる（図3-d）。

出血症状に対しては，メシル酸ナファモスタット（フサン®：鳥居薬品社，日本）の経静脈投与により健常部位の止血血栓を保護しつつ，低分子ヘパリン（フラグミン®：ファイザー社，日本）を用いてそもそもの原因である静脈奇形内の血栓形成を抑制する。二律背反する両剤のバランスをとりつつ輸血を行い，さらに外来管理を目指して経口薬への切り替えを行うのは容易ではない。普段からの圧迫療法で病変の血管内腔容量を低く保つことが肝要である。下肢静脈瘤用の弾性ストッキングで効果が得られない場合は，筒状包帯と自着性包帯を併用するなど重度のリンパ浮腫に準じた強力な圧迫を行うとよい。

E 考　察

下肢の静脈性病変の診断において指摘しなければならないのは，下肢静脈瘤に類似するような各種の静脈性の血管病変が「血管腫」と一括りに呼称されている

現実である。かつて脈管成分の多い状態に対してさまざまな「○○状血管腫」という名称が付与されていた。この「血管腫」の診断名が与えられた時点で，乳児性血管腫（いわゆる「苺状血管腫」），動静脈奇形や毛細血管奇形（かつての「単純性血管腫」）など，まったく異なる疾患が一括りの疾患とみなされてしまうことになる。この混同ゆえに，静脈性の病変に対して「成長後に消退するか」「カテーテル塞栓術は行えないか」「色素レーザー照射は効果があるか」などと模索することに労が割かれることになっている。

表　ISSVA 分類（抜粋）

血管性腫瘍	血管奇形
乳児血管腫など	静脈奇形
	動静脈奇形
	毛細血管奇形
	リンパ管奇形

　現在，血管性病変に対する分類として主流となりつつあるのは The International Society for the Study of Vascular Anomalies（ISSVA）の提唱する ISSVA 分類（表）である[8]。これは血管内皮細胞の腫瘍性増殖を伴う病変のみを血管腫としており，それ以外のものは血管の先天奇形，すなわち血管奇形に分類している。

　治療方針の混乱を回避する第一歩としては，血管奇形に対して「血管腫」の呼称を与えないことが肝要である。そして，下肢静脈瘤の中に紛れ込んでくる病変の中には，少なからず静脈成分を主とする静脈奇形があることに留意して診察にあたることが，日々下肢静脈瘤を扱う医師にとって重要なことである。

まとめ

　下肢静脈瘤の非典型例は静脈奇形の場合がある。治療・診断はともに病変血管の形態によって決まるが，逆流を本態とする管腔型には下肢静脈瘤に準じて蛇行に応じた逆流遮断を，血液貯留と拡張を本態とする非管腔型には病変の圧縮性に応じて硬化療法や切除を主に用いる。随伴する血液凝固異常としては，管腔型は血栓性静脈炎を，非管腔型は線溶亢進型 DIC を警戒する。

●引用文献

1) Yamamoto T, Sakata M: Influence of fibers and wavelengths on the mechanism of action of endovenous laser ablation. J Vasc Surg Venous Lymphat Disord 2: 61-69, 2014
2) King K, Landrigan-Ossar M, Clemens R, et al: The use of endovenous laser treatment in toddlers. J Vasc Interv Radiol 24: 855-858, 2013
3) Popescu V: Intratumoral ligation in the management of orofacial cavernous haemangiomas. J Maxillofac Surg 13: 99-107, 1985
4) Tanner NS, Pickford MA: Preliminary report: intratumoral ligation as a salvage procedure for the management of life-threatening arteriovenous malformations. Br J Plast Surg 46: 694-702, 1993
5) Vázquez-Doval FJ, Vicente FJ: Treatment of oral vascular anomalies by transfixion technique. Dermatol Surg 24: 1087-1091, 1998
6) Oji C, Chukwuneke F, Mgbor N: Tobacco-pouch suture technique for the treatment of vascular lesions of the lip in Enugu, Nigeria. Br J Oral Maxillofac Surg 44: 245-247, 2006
7) Mazoyer E, Enjolras O, Laurian C, et al: Coagulation abnormalities associated with extensive venous

malformations of the limbs: differentiation from Kasabach-Merritt syndrome. Clin Lab Haematol 24: 243-251, 2002
8) ISSVA Classification of Vascular Anomalies© 2014 International Society for the Study of Vascular Anomalies. Available from URL: http://issva.org/classification（Accessed 15 Dec 2015）

資料・サンプル集

- ■ サンプル①
  患者説明用紙(1)-あなたの今の静脈瘤【路線図】

- ■ サンプル②
  患者説明用紙(2)-タイプ別・重症度別の分類

- ■ サンプル③
  患者説明用紙(3)-血管内治療のようす

- ■ サンプル④
  エコー記録用紙

- ■ サンプル⑤
  手術記録用紙（血管内焼灼術）

※サンプル②③は本書「綴じ込み（両面）」と同内容です。「綴じ込み」の方は市販のA4カードケース（クリアケース）等に適宜入れるなどしてご利用ください。

「あなたの静脈瘤は今，こんな感じですよ」
「だから，ここはこんな治療をしましょうね」
「今はこうなったので，次はここをやりましょうね」
「いったん治療をお休みしてもいいですが，こうなる前に来てくださいね」

　高齢者に多い疾患を扱う外来で最も時間を消費するのは，病状や治療方針の説明ですが，下肢静脈瘤もその例外ではありません。

　忙しい外来で患者と医師との認識のギャップをうまく解消するために，私は静脈瘤の現状を「路線図」にして患者に渡し，説明書や同意書もできるだけ「絵解き」で渡すように心がけています。

　通常の解剖図譜やエコー検査の記録用紙では，情報過多であったり，逆に概念的すぎたりして高齢患者の混乱を招きましたが，適度にデフォルメした現在の形に落ち着いてからは患者も逆流の接続関係・因果関係を直感的に納得することができるようになり，「私の脚は壊疽になるのか」「エコノミー症候群になるのか」「1回の手術でつま先まですべて治るはず」といった定番の誤解を解くのにかかる時間は激減しました。

　当日参加できなかった家族に診察内容が伝わる手紙のような効果もあり，あとから同じ説明を繰り返す苦労も軽減したように思います。

　そこで，本サンプルに読者の皆さんがそれぞれの施設で書き込みをしたり切り貼りしたりできるように，あえて余白を多くしておきましたので，是非活用していただきたいと思います。

　また，私が自分用に作っていたエコー診断（血管内焼灼術）の記録用紙も提示してみました。どちらも血管内焼灼術の実施医資格や指導医資格の申請にまとまった数が必要な情報なので，自己研鑽や後進の育成にお役立て下さい。

〔波多祐紀（編者）〕

サンプル①：患者説明用紙(1)-あなたの今の静脈瘤【路線図】

サンプル②：患者説明用紙（2）-タイプ別・重症度別の分類

クモの巣型	網目状	側枝型	伏在型
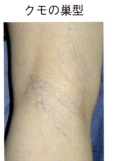	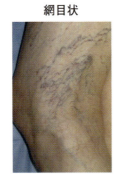	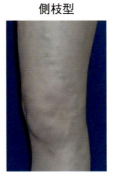	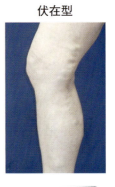

細い　　　　　　　　　　　　　　　　　　太い

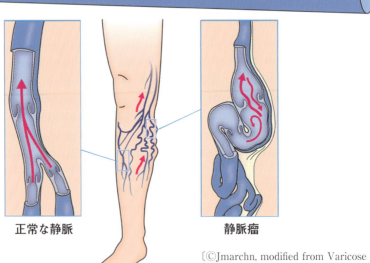

正常な静脈　　　　　静脈瘤

〔©Jmarchn, modified from Varicose veins. jpg of National Heart Lung and Blood Institute（NIH）〕

軽症　　　　　　　　　　　　　　　　　重症
C1　　C2　　C3　　C4　　C5　　C6

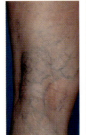	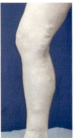	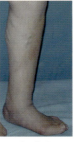	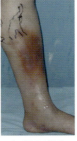	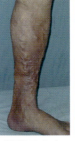	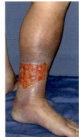
細い静脈瘤	太い静脈瘤	むくみ	皮膚の変色	潰瘍のあと	皮膚潰瘍

サンプル③：患者説明用紙（3）-血管内治療のようす

サンプル④：エコー記録用紙(1)-右足用

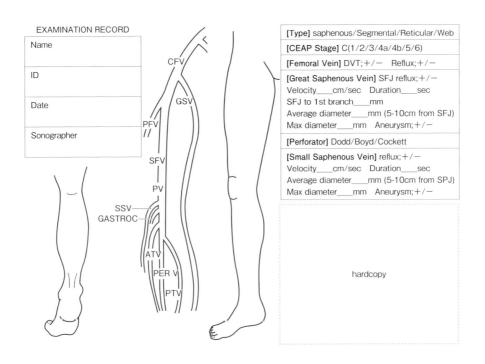

サンプル④：エコー記録用紙(2)-左足用

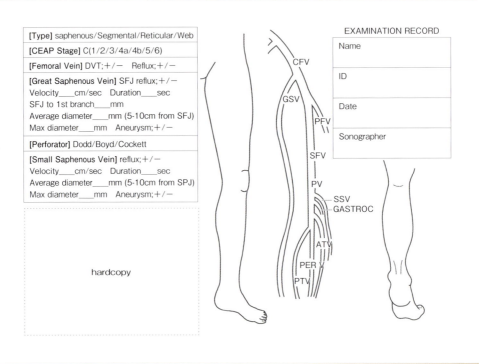

サンプル⑤：手術記録用紙（血管内焼灼術）(1)-右足用

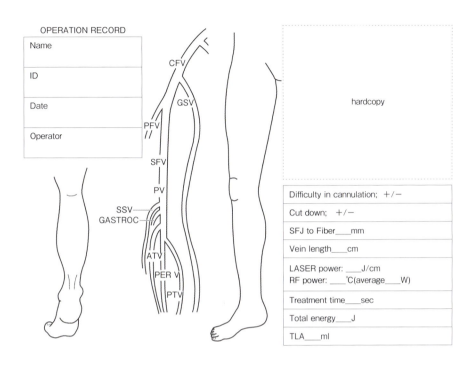

サンプル⑤：手術記録用紙（血管内焼灼術）(2)-左足用

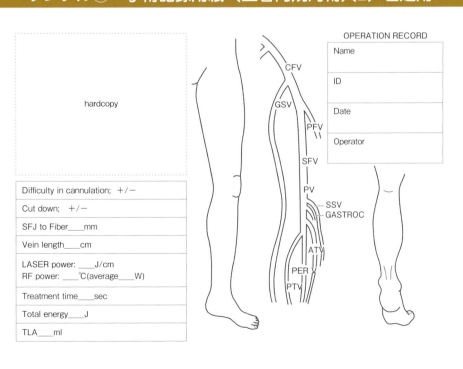

事項索引

和　文

あ
圧迫療法…6，22，136
網目状静脈瘤…110
い
痛み（症状）⇒疼痛（症状）
1回駆出量（EV）…17
インフレーションデフレーションカフ法…14
う
うっ滞性潰瘍…94，125，128
うっ滞性脂肪織炎⇒うっ滞性皮膚炎
うっ滞性皮膚炎…23
え
エコーガイド下硬化療法（UGS）…122
エコーガイド下フォーム硬化療法（UGFS）…80
エコー診断…12
か
ガイドライン…2
可視化硬化療法…108
下腿潰瘍⇒うっ滞性潰瘍
下腿残存血液量（RV）…17
下腿静脈増加量（VV）…17
下腿ミルキング法…14
カラードップラー法…16
管腔型静脈奇形…144
漢方（薬）…34
き
凝固線溶異常…149
筋ポンプ作用…24
く
空気容積脈波法（APG）…17，18
クモの巣状静脈瘤…110
クリッペルトレノーニー症候群（KTS）…145
クルミ割り現象…5
け
桂枝茯苓丸（けいしぶくりょうがん）…35
経皮的血管内焼灼術（PAPs）…123
経皮的酸素分圧（TcPO2）…25

血管診療技師（CVT）…19
血管内焼灼術…7，54
血管内塞栓術…68
血管内熱誘発性血栓（EHIT）…70
血管内レーザー焼灼術（EVLA）…46，92
血栓（症状）⇒血栓性静脈炎
⇒深部静脈血栓症（DVT）
血栓性静脈炎…39，149
限局的ストリッピング…100
倦怠感（症状）…35
こ
硬化剤…99
硬化性脂肪織炎⇒うっ滞性皮膚炎
硬化療法…8，98，108，123
高周波治療（RFA）…48
強皮症様皮下組織炎⇒うっ滞性皮膚炎
コケット（Cockett）穿通枝…117
こむら返り（症状）…36
五苓散（ごれいさん）…35
さ
最大許容静脈径…79
柴苓湯（さいれいとう）…35
残存血液量比（RVF）…17
し
シアノアクリレート血管内塞栓術（CAE）…68
痺れ（症状）…35
芍薬甘草湯（しゃくやくかんぞうとう）…36
上向漸減圧迫効果…30
照射エネルギー密度（LEED）…92
小伏在膝窩静脈合流部（SPJ）…56
小伏在静脈（SSV）…60
静脈奇形…140
静脈充満指数（VFI）…17
静脈性潰瘍⇒うっ滞性潰瘍
上腕足首間脈波伝播速度（baPWV）…27
植皮⇒皮膚移植
深部静脈血栓症（DVT）…24，49
す
ストリッピング手術…86
スリムファイバー…45
せ
穿通枝⇒不全穿通枝
先天性静脈瘤⇒静脈奇形
線溶亢進型DIC…149

そ
足関節－上腕血管比（ABI）…25
足趾－上腕血圧比（TBI）…25
た
大伏在大腿静脈合流部（SFJ）…56
大量膨潤麻酔（TLA）…68
だるさ（症状）⇒倦怠感（症状）
短軸法（穿刺）…58⇔長軸法（穿刺）
弾性ストッキング…28
弾性包帯…30
ち
着用補助器具…26，27
長軸法（穿刺）…58⇔短軸法（穿刺）
つ
筒状包帯…136
て
デュプレックススキャン…3，13
と
疼痛（症状）…35
ドッド（Dodd）穿通枝…117
ドップラー血流計（聴診器）…13
な
内視鏡下筋膜下不全穿通枝切離術（SEPS）…121，132
難治性潰瘍⇒うっ滞性潰瘍
は
ハイブリッド手術…94
バスキュラーラボ…19
パルスドップラー法…17
ひ
冷え（症状）…35
光ファイバー…46
非管腔型静脈奇形…145
非焼灼治療…68
皮膚移植…125
皮膚灌流圧（SPP）…25
ふ
フォーム硬化療法…98
浮腫（症状）…35
不全穿通枝（IPV）…8，116
プライミング…74
分枝（型）静脈瘤…80，81
へ
ベアチップ（型）ファイバー…46⇔ラディアル（型）ファイバー
閉塞性動脈硬化症（ASO）…22
ほ
ボイド（Boyd）穿通枝…117
ポートワイン斑…145

ま
末梢性動脈疾患（PAD）…23
末梢動脈閉塞症（PAOD）…23
慢性静脈不全症（CVI）…12
慢性動脈閉塞症⇒末梢性動脈疾患

み
脈波法…17

む
むくみ（症状）⇒浮腫（症状）

も
毛細血管奇形…145

よ
容積脈波検査…4

ら
ラディアル（型）ファイバー…47⇔ベアチップ（型）ファイバー
ラジオ波焼灼⇒高周波治療

り
理学療法…137

れ
レーザー治療⇒血管内レーザー焼灼術

欧　文

A
ABI（ankle brachial pressure index）…25
Aliquot法…81
APG（air plethysmography）…17, 18
ASO（arteriosclerosis obliterans）…22
ASVAL（ambulatory selective varicose vein ablation under local anesthesia）…7

B
Bモード断層法…14
baPWV（brachial-ankle pulse wave velocity）…27

C
CA…68
CAE…68
CAPE（cyanoacrylate adhesive perforator embolization）…81
CEAP分類…6, 13
CHIVA（ambulatory conservative hemodynamic management of varicose vein）…7

CVI（chronic venous insufficiency）…12
CVT（clinical vascular technologist）…19

D
DVT（deep vein thrombosis）…24, 49

E
EHIT（endovenous heat-induced thrombus）…49, 70
EV（ejection volume）…17
EVLA（endovenous laser ablation）…46, 92
EVTA（endovenous thermal ablation）…54

I
IPV（incompetent perforating vein）…8, 116
ISSVA分類…151

K
KTS（Klippel-Trenaunay syndrome）…145

L
LED励起蛍光造影法…113
LEED（linear endovenous energy density）…92
LIC（localized intravascular coagulopathy）…149

M
marginal mega vein…145
May-Thurner症候群…4
MOCA（mechano-chemical ablation）…69

N
NBCA（塞栓術）…70
NTNT（non-thermal, non-tumescent）治療…69

P
PAD（peripheral arterial disease）…23
PAOD（peripheral arterial occlusive disease）…23
PAPs（percutaneous ablation of perforators）…123

R
RFA（radiofrequency ablation）…48
RV（residual volume）…17
RVF（residual volume fraction）…17

S
SEPS（subfascial endoscopic perforator surgery）…121, 132
SFJ（sapheno-femoral junction）…56
SPJ（sapheno-popliteal junction）…56
SPP（skin perfusion pressure）…25

T
TBI（toe brachial pressure index）…25
$TcPO_2$（transcutaneous partial pressure of oxygen）…25
Tessari法…100, 104
TLA（tumescent local anesthesia）…68
TT（thermal, tumescent）治療…68

U
UGCE（ultrasound guided cyanoacrylate embolization）…80
UGFS（ultrasound guided foam sclerotherapy）…80
UGS（ultrasound-guided sclerotherapy）…122

V
Valsalva法…3
VCSS（venous clinical severity score）…7
venous anatomical segment classification…6
VFI（venous filling index）…17
VV（venous volume）…17

監修者紹介

細川 亙 （ほそかわ　こう）

1979年	大阪大学医学部卒業　同大付属病院研修医
1980年	住友病院形成外科医員
1985年	香川医科大学付属病院形成外科助手
1990年	住友病院形成外科医長
1993年	関西労災病院形成外科部長
1994年	大阪大学医学部皮膚科講師
1999年	大阪大学形成外科初代教授
2001年	大阪大学大学院医学系研究科形成外科学教授
2018年	独立行政法人地域医療機能推進機構大阪みなと中央病院長
	大阪大学名誉教授
	現在に至る

日本形成外科学会理事長・日本形成外科手術手技学会理事長・日本マイクロサージャリー学会副理事長・日本頭蓋顎顔面外科学会理事監事・日本創傷外科学会理事・日本美容外科学会（JSAPS）理事などを歴任／日本学術会議連携会員／
日本人として史上初のアメリカ形成外科学会名誉会員（ASPS Honorary Member）

編者紹介

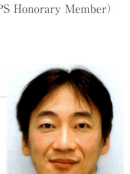

波多祐紀 （はた　ゆうき）

2000年	大阪大学医学部卒業
	大阪厚生年金病院形成外科研修医
2001年	大阪大学医学部附属病院研修医
2002年	藤田保健衛生大学形成外科助手
2004年	群馬県立がんセンター頭頸科医員
2005年	大阪大学医学部附属病院形成外科医員
2012年	大阪大学医学部形成外科助教
2016年	JCHO大阪病院形成外科部長
	現在に至る

日本形成外科学会認定専門医／皮膚腫瘍外科分野指導医／下肢静脈瘤血管内レーザー焼灼術指導医

| あなたの外来で始める下肢静脈瘤治療 | ＜検印省略＞ |

2019年 1 月29日　第 1 版第 1 刷発行

定価（本体9,200円＋税）

監修者　細　川　　　互
発行者　今　井　　　良
発行所　克誠堂出版株式会社
〒113-0033　東京都文京区本郷 3-23-5-202
電話（03）3811-0995　振替 00180-0-196804
URL　http://www.kokuseido.co.jp

ISBN 978-4-7719-0512-2　C3047　￥9200E　　　印刷　三美印刷株式会社
Printed in Japan © Ko Hosokawa, 2019

・本書の複製権，翻訳・翻案権，上映権，譲渡権，公衆送信権，二次的著作物利用権等は克誠堂出版株式会社が保有します．

・本書を無断で複製する行為（複写，スキャン，デジタルデータ化など）は，「私的使用のための複製」など著作権法上の限られた例外を除き禁じられています．大学，病院，診療所，企業などにおいて，業務上使用する目的（診療，研究活動を含む）で上記の行為を行うことは，その使用範囲が内部的であっても，私的使用には該当せず，違法です．また私的使用に該当する場合であっても，代行業者等の第三者に依頼して上記の行為を行うことは違法となります．

・JCOPY　＜（社）出版者著作権管理機構　委託出版物＞
本書の無断複写は著作権法上での例外を除き禁じられています．複写される場合は，そのつど事前に（社）出版者著作権管理機構（電話03-5244-5088, Fax 03-5244-5089, e-mail：info@jcopy.or.jp）の許諾を得てください．